U0333370

中国医学临床百家

张 伟 / 著

小儿斜视

张 伟 2024 观点

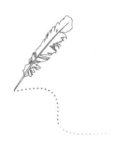

科学技术文献出版社
SCIENTIFIC AND TECHNICAL DOCUMENTATION PRESS

·北京·

图书在版编目（CIP）数据

小儿斜视张伟 2024 观点/张伟著. —北京：科学技术文献出版社，2024.5
ISBN 978-7-5235-1210-4

Ⅰ.①小…　Ⅱ.①张…　Ⅲ.①小儿疾病—斜视—诊疗　Ⅳ.① R777.4

中国国家版本馆 CIP 数据核字（2024）第 055215 号

小儿斜视张伟 2024 观点

策划编辑：蔡　霞　　责任编辑：蔡　霞　　责任校对：王瑞瑞　　责任出版：张志平

出　版　者　科学技术文献出版社
地　　　址　北京市复兴路 15 号　邮编　100038
编　务　部　（010）58882938，58882087（传真）
发　行　部　（010）58882868，58882870（传真）
邮　购　部　（010）58882873
官 方 网 址　www.stdp.com.cn
发　行　者　科学技术文献出版社发行　全国各地新华书店经销
印　刷　者　北京虎彩文化传播有限公司
版　　　次　2024 年 5 月第 1 版　2024 年 5 月第 1 次印刷
开　　　本　710×1000　1/16
字　　　数　64 千
印　　　张　7.5
书　　　号　ISBN 978-7-5235-1210-4
定　　　价　88.00 元

《中国医学临床百家》 总序

Preface

韩启德

　　欧洲文艺复兴后，以维萨利发表《人体构造》为标志，现代医学不断发展，特别是从 19 世纪末开始，随着科学技术成果大量应用于医学，现代医学发展日新月异，发生了根本性的变化。

　　在过去的一个世纪里，我国现代化进程加快，现代医学也急起直追。但由于启程晚，经济社会发展落后，在相当长的时期里，我国的现代医学远远落后于发达国家。记得 20 世纪 50 年代，我虽然生活在上海这个最发达的城市里，但是母亲做子宫切除术还要到全市最高级的医院才能完成；我患猩红热继发严重风湿性心包炎，只在最严重昏迷时用过一点青霉素。20世纪60—70年代，我从上海第一医学院毕业后到陕西农村基层工作，在很多时候还只能靠"一根针，一把草"治病。但是改革开放仅仅30多年，我国现代医学的发展水平已经接近发达国家。可以说，世界上所有先进的诊疗方法，中国的医生都能做，有的还做得更好。更为可喜的是，近年来我国医学界开始取得越来越多的原创性成果，在某些点上已经处于世界领先地位。中国医生已经不再盲从发达国家的疾病诊疗指南，而能根据我们自己的经验和发现，根据我国自己的实际情况制定临床标准和规范。我们越来越有自己的东西了。

要把我们"自己的东西"扩展开来，要获得越来越多"自己的东西"，就必须加强学术交流。我们一直非常重视与国外的学术交流，第一时间掌握国外学术动向，越来越多地参与国际学术会议，有了"自己的东西"也总是要在国外著名刊物去发表。但与此同时，我们更需要重视国内的学术交流，第一时间把自己的创新成果和可贵的经验传播给国内同行，不仅为加强学术互动，促进学术发展，更为学术成果的推广和应用，推动我国医学事业发展。

　　我国医学发展很不平衡，经济发达地区与落后地区之间差别巨大，先进医疗技术往往只有在大城市、大医院才能开展。在这种情况下，更需要采取有效方式，把现代医学的最新进展以及我国自己的研究成果和先进经验广泛传播开去。

　　基于以上考虑，科学技术文献出版社精心策划出版《中国医学临床百家》丛书。每本书涵盖一种或一类疾病，由该疾病领域领军专家撰写，重点介绍学术发展历史和最新研究进展，并提供具体临床实践指导。临床疾病上千种，丛书拟以每年百种以上规模持续出版，高时效性地整体展示我国临床研究和实践的最高水平，不能不说是一个重大和艰难的任务。

　　我浏览了丛书中已经完稿的几本书，感觉都写得很好，既全面阐述了有关疾病的基本知识及其来龙去脉，又介绍了疾病的最新进展，包括笔者本人及其团队的创新性观点和临床经验，学风严谨，内容深入浅出。相信每一本都保持这样质量的书定会受到医学界的欢迎，成为我国又一项成功的优秀出版工程。

　　《中国医学临床百家》丛书出版工程的启动，是我国现代医学百年进步的标志，也必将对我国临床医学发展起到积极的推动作用。衷心希望《中国医学临床百家》丛书的出版取得圆满成功！

是为序。

2016 年作于北京

作者简介

Author introduction

张伟，医学博士、主任医师、教授，博士研究生导师、国务院政府特殊津贴专家。现任天津市眼科医院党委委员、副院长（主持工作）及南开大学视光科学研究院院长。兼任南开大学、天津医科大学、新疆医科大学博士研究生导师。中华医学会眼科学分会斜视与小儿眼科学组组长、中国医师协会眼科医师分会斜视与小儿眼病专委会主任委员、亚太斜视与小儿眼科学会理事、国际斜视与小儿眼科理事会创始成员、世界斜视学会委员。《中华眼科杂志》等多种期刊编委。

美国密歇根大学 Kellogg 眼科中心及德国慕尼黑大学眼科医院访问学者、研究员。入选首届"天津名医"，被评为天津市有突出贡献专家、天津市先进科普工作者、"131"创新型人才，荣获中华眼科学会奖。承担省部级以上及重点项目课题多项并多次获奖，在 *JAMA Network Open* 等期刊发表学术论文百余篇。

始终坚持厚植家国情怀，秉承为国家培养人才的使命和责任感，长期致力于复杂斜视、眼球运动异常及神经眼科学相关的临床和研究工作，特别是在复杂斜视、眼球震颤、垂直旋转斜视、视觉传出系统障碍（即眼球运动通路障碍）引起的神经眼科问题等方面做了很多开创性工作和临床研究。已累计完成斜视手术 2 万余例，其中 70% 以上来自外省市（含境外患者），个人斜视手术总例数居世界前列。作为学科带头人，所在单位已成功举办全国斜视进修班 115 期，为全国各地培养了近千名骨干，个人斜视专业的业务能力为国内眼科界公认的"高峰"水平。

前 言
Foreword

关注"眼前"奥秘，照亮明亮未来

儿童关乎祖国的未来，小儿眼科这个充满神奇与梦幻的领域，犹如一扇通向孩子们明亮未来的大门。它的发展过程如同一部悠远的成长史，记录了眼科医学从未知到已知、从临床经验到科学研究的跨越。小儿斜视，作为一个重要的小儿眼科医学亚专业，见证了整个领域的嬗变。在小儿眼科这片光辉的研究领域，我们关注的焦点之一便是小儿斜视。

寻找小儿斜视的起源是一个引人入胜的探索之旅，我们将深入研究其根源，揭示疾病的形成机制。科学的诊断手段可为医生提供更精准的疾病信息，从而了解每位小患者的独特状况。而先进的治疗方法则旨在为小患者提供更全面、高效的医疗服务，确保他们能够拥有最佳的视力和眼位以及良好的生活质量。

当前，小儿斜视已经发展成为一个全面而成熟的专业领域。先进的诊断技术、个性化的治疗方案、跨学科的综合治疗，为每个孩子提供了更为科学和全面的双眼视功能保健服务。随着基因治疗、人工智能在医疗领域的应用，小儿斜视将迎来更多的科技创新。同时，我们将继续深入关注儿童双眼视功能健康的教育和宣传，促使社会更加重视儿童的眼健康。

我们深知，小儿斜视不仅是一种眼科疾病，也是双眼外观的改变。在这本《小儿斜视张伟 2024 观点》中，我们将深入挖掘小儿斜视背后的奥秘，因其发展不仅局限于眼球，还可能引起眼—脑—神经—心理等一系列复杂变化。每一位小患者都拥有着独特的故事，而每一位医生都肩负着对小患者的责任。小儿斜视治疗效果关系到孩子们的未来乃至一生，因此，这本书的每一页每一行都蕴含着我们对每一位小患者的深情关爱。他们的微笑是我们最大的动力，是我们不懈奋斗的目标。我们将尽最大努力提供最前沿的医学知识，关注每一位小患者的未来，因为他们的幸福是我们最大的期盼。

我们编写此书的目的是为医生提供最新的观点和治疗方案，为医学专业人士提供宝贵的参考资料，引领他们在小儿斜视领域取得更大的成就，同时也更好地满足患者及家长对小儿斜视领域的好奇心。在此，我要由衷感谢所有为本书做出贡献的专家和作者，正是他们的智慧和奉献精神，使得这本书成为一部汇聚最新观点、传递医学知识的有温度的著作。各位专家和作者的贡献不仅体现在学术深度上，更将对小儿眼科的深深热爱融入了本书中。我深信，《小儿斜视张伟 2024 观点》将为您解惑答疑，点燃您对未知的好奇心，给予您全新的视角，为您的工作和生活带来新的启示和帮助，成为您的得力助手。本书并非终点，而是一个探索小儿斜视知识的起点。

最后，让我们共同探索小儿斜视的奥秘，为每一位小患者的明天点亮一盏明灯。期望这本《小儿斜视张伟 2024 观点》陪伴您的学术与实践之行，照亮我们共同的医学之路，并为小儿斜视领域的发展贡献一份微薄之力。

目 录
Contents

斜视的发生可能是多因素的

1. 出生后眼位发育的特点

眼位的稳定对于视力和双眼视功能（分开集合的异向运动，感觉融合，立体视等）的发育都非常重要。诸多研究表明，人类的双眼视在出生后逐渐发育直至接近成年人，而双眼视的发育是建立在眼位稳定的基础上，也就是说，眼位在出生后尽早稳定对于双眼视功能的发育至关重要。

人类在出生后视力很差，且黄斑等视网膜结构在出生后仍处于快速发育状态，因而伴随着视力的发育，注视的性质和能力逐渐稳定和提高，这也就不难理解出生后几周内的新生儿眼球运动可能是无目的的，而眼位也是不稳定的。正常发育的新生儿中眼位偏斜多为外斜视或间歇性外斜视，而内斜视的眼位罕见，且多为间歇性。新生儿时期出现的眼位偏斜及偏斜的状态并不能预测眼位稳定后的偏斜状态，即先天性内斜视或外斜视的儿童，在新生儿时期的眼位可能是正常的；而新生儿时期发生眼位偏斜的儿童，待发育完善后，也可表现为正位。

2. 影响眼位的因素

最理想的眼位即"正位眼"。临床上其实并不存在绝对的"正位眼"，临床的遮盖检查中眼球完全不动的情况很少见，大部分人的眼位能够在融合功能控制的情况下不出现眼位偏斜，即通常表现为隐斜视的状态，也就是广义的"正位眼"。那么除了融合功能在眼位控制中具有重要作用外，还有哪些因素会影响眼位呢？

（1）解剖因素

眼眶及眶内结缔组织和筋膜的发育及眼外肌的走行，眼外肌与眼眶结缔组织和筋膜的关系，Pulley 的位置及稳定性等对于眼位的影响目前已被证实。而解剖因素的异常包括了先天性和后天获得性，先天性如先天性眼眶纤维化、先天性眼外肌纤维化等，而后天获得性如眶壁骨折、眼眶肌炎、甲状腺相关眼病等后天性眼部或全身因素引起眼眶及眼外肌等眼部结构的异常，从而表现为眼位的偏斜。与解剖异常有关的眼位偏斜临床上可以表现为限制性斜视（如先天性眼眶纤维化）或非共同性斜视（如 A-V 型斜视）等。因而在斜视的诊疗中须明确和鉴别是否存在解剖相关的病因。

（2）神经支配因素

众所周知，眼外肌的运动需要依靠中枢神经系统的支配，与

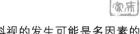

眼外肌运动相关的颅神经包括动眼神经、滑车神经与展神经，除此以外，大脑皮层、脑干、小脑、前庭及颅脑运动核团等均与眼球运动有关。颅内占位性病变、血管性改变及发育异常、外伤等若累及与眼球运动相关的区域，则可能引起眼球运动障碍，从而产生复视、代偿头位等临床症状。

单纯的动眼神经、滑车神经及展神经麻痹，临床上多表现为麻痹性斜视，受累眼向麻痹肌作用方向运动时出现运动落后。而当与眼球运动相关的中枢神经系统受累出现病变时，眼球运动障碍根据病变部位的不同，可分为核上性、核性、核间性，此时患者不一定会有复视的症状，只表现为眼球共轭运动出现障碍，即注视麻痹。

此外，有些先天发育异常性眼球运动障碍，如先天性颅神经异常支配性疾病，虽然临床表现为眼球运动障碍或固定性斜视，但其病因为先天性颅神经［动眼神经和（或）展神经等］发育异常或缺如，同时可能合并异常的神经支配，从而使得相应眼外肌的神经支配发生改变，临床上表现为斜视。

还有一些神经肌肉接头性病变（如重症肌无力等），也会引起眼外肌运动功能发生障碍，从而引起斜视。

（3）机械限制因素

一些累及眼外肌及眼外肌和眼眶结构的疾病，如甲状腺相关眼病、眶壁骨折、眼外肌水肿、炎症、纤维化等，均会引起眼外肌解剖结构或肌肉本身病理性改变，从而导致眼球运动受限，产生限制性斜视。

（4）屈光因素

临床上，与屈光因素相关的最主要的斜视类型为内斜视（屈光调节性内斜视、部分调节性内斜视），其中主要是远视性屈光不正成分的存在，引起过度调节，从而产生内斜视的临床表现，发病初期可为间歇性。

另外，随着目前对于急性共同性内斜视研究的深入，发现其中一类患者伴有一定的易感因素，如中高度近视，同时如果存在长时间近距离用眼的危险因素，容易诱发。

上述病因并非完全独立，对于斜视患者而言，可能同时存在两种或两种以上的病因，而几种病因之间也可能相互影响，如先天性颅神经异常支配性疾病，其发病是由于先天性颅神经［动眼神经和（或）展神经］的发育异常或异常支配引起，继而产生眼外肌的纤维化，从而表现为限制性斜视，但临床检查中亦可发现异常支配（异常集合、协同分开等）情况。

3. 中枢神经系统发育及疾病对眼位发育的影响

临床上目前对于斜视的病因，如解剖因素、屈光因素、神经肌肉因素等均已有深入的了解和阐释。除此以外，双眼眼位的稳定及双眼单视功能的维持不仅需要眼外肌的协调运动控制双眼正位，同时需要与眼球运动相关的中枢控制系统的稳定，以及持续的神经冲动的发放和输出。而此类病因包含了大脑皮层融合性功

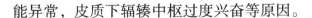

能异常，皮质下辐辏中枢过度兴奋等原因。

中枢神经系统中存在知觉与运动的控制中枢，且它们之间有着复杂多变的联系。随着影像学检查技术和分析技术的提高和精进，以及对于斜视发病机制研究的深入，目前已知包括额叶自主运动中枢、脑桥侧视中枢、枕叶眼球运动中枢、锥体外等脑区均与眼球运动有关，不同部位的病变可能会引起眼球自主运动、追随运动、头位运动、单眼运动、集合反应等改变，可以根据眼球运动功能受累情况大致判断中枢病变部位。但目前关于斜视发病的中枢神经系统原因尚在不断研究中，有待继续深入挖掘其潜在的病因。

目前，神经心理因素也被认为是引起某些斜视（急性共同性内斜视）发病的因素之一。那么也就提示视觉—心理—精神因素对于中枢神经系统的功能存在不同程度的影响，从而导致眼位发生改变，进而引起斜视。

在临床工作中，麻痹性斜视并不少见，其中一部分麻痹性斜视的发生是由于眼外肌等眼部病变引起的，但还有一部分麻痹性斜视的发生是由于中枢神经系统的病变导致的。而中枢性神经系统疾病对于眼球运动的影响根据病变累及部位不同分为核上性、核性和核间性麻痹，此类疾病通常涉及大脑皮层、脑干、小脑、颅脑运动神经及核团等。临床上与眼球运动相关的视觉传出系统疾病，可能会出现眼位偏斜、眼球运动障碍和（或）眼球震颤等。所以对于眼球运动检查的理解不能仅限于眼外肌，还要考虑眼眶相关组织的发育、视觉传出系统的发育及病变，结合眼球运动的检查结果和患者的病史，进行综合评估。

4. 遗传因素在斜视发生中的作用

斜视的发病率为 2.5% ~ 4.0%，但其发病是具有一定的家族遗传因素的，有斜视病例的家族中斜视的发病率要明显高于普通人群。内斜视相较于外斜视而言，家族遗传性更高，尤其是与高度远视相关的调节性内斜视。而某些特殊类型斜视（如先天性眼外肌纤维化、眼球震颤等）也存在家族聚集性。除了像先天性眼外肌纤维化等疾病有明确基因位点的改变外，共同性外斜视发病的遗传特点目前并没有明确的结论。对于不合并系统性疾病的斜视患者而言，遗传因素在斜视的发病中可能具有一定的作用。有研究发现 *WRB* 基因的多态性与非调节性内斜视的发病相关，而 *TSPAN10* 基因的隐性多态性的改变可能与共同性斜视的发病具有相关性。目前关于遗传易感性的研究一直有报道，但遗传基因与某一类型斜视发病是否具有明确相关性尚无结论性共识。

此外，还有一些全身性遗传性或基因性疾病，如 Wieacker-Wolff 综合征、Ehlers-Danlos 综合征等，发病若累及眼球运动控制中枢或眼外肌等，可合并出现斜视的临床表现。

（郝瑞　整理）

不可小觑的精细而复杂的眼球运动

5. 眼外肌的解剖和功能

眼外肌共有 7 条：4 条直肌、2 条斜肌及提上睑肌，其中与眼球运动相关的眼外肌有 6 条（提上睑肌除外）。除下斜肌外，其他眼外肌均起自眶尖部视神经孔周围的 Zinn 总腱环。从眶尖开始的眼外肌前行，沿着眼眶壁走行经各自路径至其巩膜附着点位置，在眶内眼球后部由肌间膜联结形成肌肉圆锥。4 条直肌止点后缘的部位巩膜最薄，手术时应格外小心，避免穿透巩膜。

（1）外直肌

外直肌起自围绕眶上裂之 Zinn 总腱环的上外方，在眼球与眶外壁之间向前外方走行，肌止点距角膜缘 6.9 mm，外直肌的平面与牵引方向和眼球视轴一致，当眼球在第一眼位时，外直肌收缩使眼球外转，无其他作用。

(2) 内直肌

内直肌起自眶尖 Zinn 总腱环内侧偏下方,在眼球及眶内侧壁间前行,肌止点距角膜缘 5.5 mm。在 4 条直肌中为最厚、最强的肌肉。内直肌的平面及牵引方向与眼球视轴一致。在第一眼位,内直肌收缩只引起眼球内转,不合并其他作用。

(3) 上直肌

上直肌起自眶尖 Zinn 总腱环上方,提上睑肌下方,两者紧邻。提上睑肌从上直肌鼻侧发出,逐渐移至其上方。上直肌在眼球与提上睑肌之间向前、向上、偏向颞侧走行,肌止点附着于角膜缘后 7.7 mm。原在位时与视轴的夹角为 23°,整个附着线略偏于眼球垂直轴鼻侧,且肌止点偏于旋转中心鼻侧,上直肌的主要作用是上转,次要作用是内转和内旋。上直肌与提上睑肌的联系虽不如下直肌与下眼睑紧密,但是,由于上直肌与提上睑肌之间紧密联系,所以两者经常同时受累,其中之一麻痹,另一个也会显示不同程度的功能不足。上直肌减弱或加强手术也能造成睑裂的变化,对于上直肌发育落后造成的下斜视,可伴随出现假性上睑下垂。

(4) 下直肌

下直肌起自眶尖 Zinn 总腱环下方,向下、向颞侧、向前在眼球与眶下壁之间走行,附着点位于角膜缘后 6.5 mm,附着线之中心点略偏眼球垂直经线鼻侧。在第一眼位与视轴的夹角为 23°。

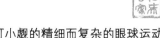

下直肌的主要作用是下转，次要作用是内转和外旋。下直肌鞘与支持韧带及下斜肌鞘后缘之间有明显的纤维带相连，这些纤维带包括下方支持韧带，均起到下直肌节制韧带的作用。下直肌与下眼睑紧密相连，手术中后徙或减弱下直肌可能使下眼睑退缩，从而使睑裂开大；而下直肌的缩短或加强手术可能使睑裂变小，因此，任何与下直肌相关的手术都有可能影响到睑裂的大小。

(5) 上斜肌

上斜肌起自眶尖 Zinn 总腱环内侧，沿眶上壁与眶内壁夹角处前行，在将达眶缘处变为肌腱并通过滑车，离开滑车后，肌腱转向后外方向，于上直肌之下，附着于眼球旋转中心后外方的巩膜面上。上斜肌滑车为上斜肌功能起点，在离开滑车后，上斜肌肌腱与视轴的夹角约为 51°。上斜肌主要作用是内旋，次要作用是下转和外转。滑车是上斜肌鞘的一个特殊组成部分。它是一个弯曲有沟的透明软骨组织，被细纤维带固定于额骨膜上，管内通过上斜肌腱。上斜肌肌鞘如果与周围的结构联系过分紧密，能限制眼球内上转功能，产生相应的临床表现，被称为上斜肌鞘综合征。

(6) 下斜肌

下斜肌起自鼻泪管口外侧、眶缘后的上颌骨骨膜，向外、向上、向后穿过下直肌，终止于外直肌下缘、眼球的后外侧靠近黄斑的巩膜上，像上斜肌一样，下斜肌原在位时与视轴的夹角成 51°，下斜肌主要作用是外旋，次要作用是上转和外转。

(7) 提上睑肌

提上睑肌起自眶尖部 Zinn 总腱环上方的蝶骨小翼，其起点向下与上直肌、向内侧与上斜肌的起点混合在一起。提上睑肌在上直肌的上方向前走行，两者的肌鞘联结在一起。提上睑肌在上穹隆部分变成腱膜，终止于皮肤和睑板。

6. Pulley 的结构和作用

Pulley 是位于眼球赤道后方 5 ~ 6 mm，4 条直肌周围所环绕的环状结构，由胶原纤维、弹性纤维和平滑肌所构成，并与眶壁相连。在此处肌肉穿过袖套样结缔组织并穿透 Tenon 囊。上斜肌机械作用的功能起点在于滑车处的结构。计算机断层扫描（CT）和磁共振成像（MRI）等现代影像学技术的应用和研究表明，眼眶结缔组织，在 4 条直肌周围也形成了纤维弹性的类似滑车的 Pulley 结构，因此 4 条直肌的活动路径相对于眼眶保持稳定，防止了眼外肌从第一眼位转到其他注视眼位时肌肉的侧滑。Pulley 结构实际上起到直肌的功能起点作用，Pulley 之后的眼外肌与眶壁保持相对稳定，而只是其前部的眼外肌随眼球转动而发生移动。

研究证实，Pulley 的位置会随注视方向的改变而发生轻度变化：当眼外肌收缩时，Pulley 的位置会后移；当眼外肌放松时，Pulley 的位置又会前移。组织学研究证实，眼外肌由眶层与球层肌纤维构成，眶层肌纤维附着于 Pulley 腱鞘内的结缔组织，而不是附着于巩膜；仅有球层肌纤维附着于眼球。由此，主动 Pulley

学说被提出：眼外肌具有双重附着点，球层收缩使眼球运动，眶层附着于 Pulley，其对眼位的作用是通过直肌眶层的主动收缩来改变 Pulley 的位置而实现，这样有助于理解 Listing 定律所描述的眼球旋转。这一假设得到了 MRI、神经生理学、生物力学和组织学证据的支持。

主动 Pulley 假说表明，在整个眼球旋转过程中，直肌眶层中的主动张力与悬吊 Pulley 的被动弹力相结合，保证了直肌 Pulley 与其相应巩膜附着点之间一直存在固定的距离。人体眼外肌的眶层和球层的肌电图观察结果支持这一假说，表明眶层和球层之间的收缩活动不同。因此，眶层主要促进 Pulley 组织的移位，而球层主要旋转眼球。Pulley 理论丰富了斜视病因学方面的研究。

同一眼外肌中不同部分纤维的机械独立性仍然是一个存在争议的话题。尽管存在这些争论，主动收缩理论还是为眼外肌及其 Pulley 的协调运动提供了一个机械性理论阐释。然而，还需要进一步的研究来增强我们对这个复杂系统的理解。

7. 眼外肌的血液供应

（1）动脉系统

眼动脉的分支为眼外肌提供最重要的血液供应。外侧的肌支血液供应外直肌、上直肌、上斜肌和提上睑肌。内侧的肌支较为粗大，血液供应内直肌、下直肌和下斜肌。

外直肌的部分血液由泪腺动脉供应，下直肌和下斜肌的部分血液由眶下动脉供应。

眼动脉的肌支形成睫状前动脉为 4 条直肌供血。睫状前动脉一般为 7 支，其中上直肌、下直肌和内直肌均各有 2 支，外直肌只有 1 支。此血管先供应肌肉然后在肌肉附着点稍前方处分支进入眼球，穿行进入浅层巩膜，为眼前节供血。因而同期进行 3 条直肌手术有造成眼前节缺血的风险。

（2）静脉系统

静脉系统与动脉系统并行，汇入眶上和眶下静脉。通常情况下，4 条涡静脉位于赤道后，靠近上直肌和下直肌的鼻侧和颞侧缘。

在涡静脉附近区域手术时容易损伤涡静脉。上直肌或下直肌的加强或减弱手术、下斜肌后徙术及暴露上斜肌肌腱时有可能损伤涡静脉。

8. 眼外肌的神经支配

第六颅神经（展神经）支配外直肌，第四颅神经（滑车神经）支配上斜肌，第三颅神经（动眼神经）支配提上睑肌、上直肌、内直肌、下直肌和下斜肌。第三颅神经分为上支和下支，上支支配提上睑肌、上直肌，下支支配内直肌、下直肌和下斜肌。

支配直肌的神经纤维从 4 条直肌起点到止点约 1/3 的部位进入眼外肌，支配上斜肌的神经纤维则从起点到滑车约 1/3 的部位进入，眼外肌手术一般在前部进行，很少损伤到神经纤维。但是，

如果手术过程中器械深入过于靠后超过止点后约 26 mm，则可能损伤神经。

支配下斜肌的神经纤维从下斜肌与下直肌相交的下直肌颞侧进入下斜肌，在这个部位手术有可能造成神经损伤。

此外，由于支配瞳孔括约肌和睫状肌的副交感神经也来自支配下斜肌的第三颅神经分支的下支，因此，上述损伤也会造成瞳孔异常。

（谢芳　整理）

双眼的分工与合作

9. 双眼运动与单眼运动

双眼各有 6 条眼外肌与眼球运动相关，其中 4 条直肌，2 条斜肌。

（1）单眼运动

遮盖一眼观察对侧非遮盖眼的眼球运动，包括内转、外转、上转、下转、内旋、外旋。

内转：瞳孔内缘应到达上、下泪点的连接处，超过则为内转过强，未达到此线则为内转不足。

外转：角膜外缘应至外眦角，超过则为外转过强，不能转至者为外转不足。可用"娃娃头试验"鉴别真假性外转不足，即使被检查者头部突然向对侧转动，同时观察外转眼能否外转至外眦角，若能，则为假性外转功能不足，反之则为真性外转功能不足，考虑展神经麻痹。

上转：角膜下缘应达内、外眦角的连线。

下转：角膜上缘应达内、外眦角的连线。

旋转：眼球角膜垂直子午线的转动，上端向鼻侧运动，称为内旋；上端向颞侧运动，称为外旋。

单眼运动的常用术语包括主动肌、协同肌、拮抗肌等。

主动肌（agonist）：当眼球向某一方向运动时，起主导作用的眼外肌称为主动肌。

协同肌（synergist）：当眼球向某一方向运动时，同眼对主动肌起辅助作用的眼外肌为协同肌。例如，在眼球下转时，下直肌是主动肌，上斜肌是协同肌。

拮抗肌（antagonist）：同一只眼与主动肌作用力相反的肌肉称为该主动肌的拮抗肌。例如，上下直肌是一对拮抗肌，内外直肌是一对拮抗肌。

眼外肌的作用方向：当眼球处于某一注视位置时某一条肌肉的力量最容易被观察和判断，此时的注视眼位称为某一条肌肉的作用方向，如内直肌的作用方向为内转方向。不同的眼外肌，其作用方向不同，如当上斜肌收缩时眼球发生垂直、旋转和水平3个方向的运动。3个方向运动的量随不同眼位变化而不同。在检查上斜肌时，常使眼球处于内下转位（即其作用方向是内下转位）。临床意义是判断眼球运动中眼外肌作用的力量改变及引起眼球运动异常的可能原因。

眼外肌的主要作用和次要作用：单一眼外肌在第一眼位（又

称原在位）的作用分为主要作用和次要作用。眼球位于第一眼位时，水平直肌只有水平方向的作用，其收缩时引起眼球水平运动。在第一眼位，上下直肌的肌肉平面与视轴的夹角为23°，当上下直肌收缩时使眼球产生垂直运动、水平内转运动及旋转运动。斜肌在第一眼位时其肌肉平面与视轴为51°，其主要作用是使眼球旋转，次要作用是使眼球做垂直方向和水平方向的运动。①内直肌主要作用：内转。②外直肌主要作用：外转。③上直肌主要作用：上转；次要作用：内转、内旋。④下直肌主要作用：下转；次要作用：内转、外旋。⑤上斜肌主要作用：内旋；次要作用：下转、外转。⑥下斜肌主要作用：外旋；次要作用：上转、外转。需要注意的是，一旦眼球离开第一眼位，眼外肌因肌肉收缩方向与视轴角度变化，其主要及次要作用也会发生一定程度的改变。

Sherrington 定律（交互神经支配定律）：即某一条眼外肌收缩及神经支配的增加则伴随同眼拮抗肌神经支配及收缩力的减少。如当右眼外转时，右外直肌的神经支配及肌肉力量在增加的同时，右内直肌的神经支配减少，肌肉力量相应减弱。此定律适合单眼的眼球运动。

（2）双眼运动

双眼运动包括双眼同向运动和双眼异向运动。

10. 同向运动

双眼同时同步向同一方向运动称为同向运动。例如，向右注视指双眼向右侧运动；向左注视指双眼向左侧运动；上转指双眼同时向上方运动；下转指双眼同时向下方运动；右旋指眼球旋转时双眼角膜垂直子午线上端向右侧转动；左旋指眼球旋转时双眼角膜垂直子午线上端向左侧转动。

配偶肌：在双眼同向运动中起共同作用的一组肌肉称为配偶肌。例如，当眼球向右注视时，右外直肌和左内直肌同时接受神经冲动并收缩，这一对肌肉称为配偶肌。每一条眼外肌，在对侧眼上都有对应的配偶肌，分别为上直肌与对侧眼下斜肌、下直肌与对侧眼上斜肌、内直肌与对侧眼外直肌，双眼共 6 对配偶肌。一般而言，各诊断眼位上一组主动收缩肌群和另一组直接拮抗肌群的力量是平衡的，从而使两眼视线平行，保持着眼球运动的共同性。

Hering 定律：双眼在运动时接受等时等量的神经冲动。神经冲动的总量由注视眼决定。此定律在处理麻痹性或限制性斜视时具有重要的临床意义；需要注意的是，临床工作中分离性垂直斜视或分离性水平斜视并不遵循此定律，要注意鉴别。

异向运动：双眼同时向相反方向运动称为异向运动，为缓慢的眼球运动，包括集合、分开及垂直异向运动。

集合：当注视目标时，双眼同时自注视起始位置向靠近注视者方向运动称为集合。

分开：当注视目标时，双眼同时自注视起始位置向远离注视者方向运动称为分开。

垂直异向运动：眼球以相反的方向做垂直运动，双眼视网膜上物像差诱发了垂直异向运动，又反射性地控制这种运动的发生，实际工作中可以用基底向上或向下的三棱镜引起垂直性融合。垂直异向运动目的是减少垂直视差，其正常值为 4~6 PD。

旋转异向运动：双眼同时做方向相反的旋转运动，使角膜垂直子午线的上端同时偏离或转向正中平面，分为内旋、外旋异向运动，也是受双眼视网膜物像差的影响。

调节性集合：通常与近反射联合发生的，每一屈光度的调节（A），会引起相一致的调节性集合（AC），AC/A 即调节性集合与调节的比率。

随意性集合：是近反射的随意刺激引起的集合，可能独立于调节性集合之外。

融合性集合：是一种视运动反射，能产生集合使相似的视网膜图像投射到相应的视网膜区域。在不改变眼睛屈光状态的情况下实现融合性集合，当中线上的目标出现双颞视网膜图像视差时融合性集合被激活。临床上基底向外的三棱镜会引起融合性集合。

近感性集合：注视近距离目标时除了因调节引起的集合外还有一小部分因心理意识诱导的集合运动，当通过双目显微镜等仪器观察时尤其明显。临床上，当给正位眼的人做同视机检查时会发现融合点有 3° 以内的内斜视，这就是近感性集合，并且当用镜片将调节消除后这部分集合运动仍然存在。

张力性集合：又称为紧张性集合，在正常情况下人的休息眼位是眼球轻度外斜，当人清醒和警觉时来自肌肉的张力和中枢持续的神经冲动使双眼眼轴保持生理休息眼位的集合，且随着年龄增长而减少。

融合性分开：为双眼的视轴互相分离的外展运动，是一个主动的视运动性反射过程，调整眼位从而使类似的视网膜图像投射到相应的视网膜区域。在不改变眼睛屈光状态的情况下完成，当注视目标出现双鼻视网膜图像视差时融合性分开被激活。临床上基底向内的三棱镜会引起融合性分开。

非融合性分开：当一只眼视力模糊使融合长期被中断时引起双眼分开的视动性反射，如知觉性外斜视或伴有弱视的连续性外斜视。

11. 诊断眼位

第一眼位：又称原在位，双眼注视正前方目标时的眼位。

第二眼位：当眼球转向正上方、正下方、水平左侧或水平右侧时的眼位。

第三眼位：右上方、右下方、左上方和左下方注视时 4 个斜方向的眼位。

诊断眼位：第二、第三眼位为分析非共同性斜视受累肌的眼位称为诊断眼位。当眼球运动异常时，双眼向各诊断眼位会出现不协调情况并可伴随有复视、代偿头位，以及同向、异向运动异常的症状和体征。诊断眼位能够帮助检查者找到最大的功能问题所在处，明确受累眼外肌，并在受累眼外肌的功能位上手术，才能取得最佳术后效果。

12. 与眼球运动相关的中枢控制系统

扫视系统：是一种快速（每秒高达 400°~500°）的共轭性眼球运动，分为随意性和非随意性扫视运动。其功能是将视轴定向到感兴趣物体，以便中央、高敏锐度的视网膜（即中央凹）能够处理这些物体。扫视运动中枢位于大脑的前额视野区、顶叶。

平稳追随运动系统：本系统产生追随运动，速度较慢，用于跟踪低于每秒 40°速度移动的物体，使眼球速度与目标速度相匹配，保证在头部位置相对稳定时，所注视移动目标的物像始终落于黄斑中央凹上，也就是说此系统的启动需要移动的目标，其中枢位于顶—枕叶视觉联系区。

（薛彩虹　整理）

双眼配合不协调时会发生什么？

13. 儿童视力发育特点

（1）正常儿童视力发育过程及特点

人类从出生的那一刻起，就如同拥有了一台精致的相机，伴随着视力的发育，开始了"视力之旅"。从仅能看到模糊的黑白物像到逐渐看清色彩斑斓的世界，儿童视力发育的每个阶段都充满了惊喜与变化。那么，这台"相机"是如何成长的呢？

刚出生的婴儿，他们的眼睛就像一个长焦镜头，只能看清近距离的物体。同时，他们的视觉信息传导更倾向于选择顶盖枕核系统，即在 3 个月内的婴儿眼中世界是黑白模糊的。随着时间的变化，这个镜头逐渐调整焦距，视觉传导通路也逐步发育，6 个月的婴儿开始能够看清远方的物体。在 1 岁以内，婴儿的屈光发育处于远视状态，同时视力及视觉功能发展迅速，从最初仅能看到模糊的黑白世界，逐渐演变为可以看清色彩斑斓的世界。从出生到 2 岁是人类视觉系统发育最快、对周围环境和异常的视觉刺激最敏感的时期。随着年龄的增长，到了 5~6 岁时，儿童的视力已经接近成人水平，视力可达到 0.8 以上。他们能够准确地辨别颜色、形状和大小，对于身边的一切都充满了敏锐的观察力。一般来说眼睛在婴儿出生后为远视状态，后天不断正视化发育至成人标准。

（2）视力发育过程中的常见问题及处理方法

儿童的视力发育，如同他们的成长之路，非常奇妙且充满了变化。自出生伊始，婴儿视力是模糊的，只能分辨出近距离的轮廓。然而，随着时间的推移，他们的视力逐渐提升，开始能够看清远方的物体。

1）视力检查

对儿童进行视力主观评估是困难的，需根据儿童的年龄、发育水平与配合度采取不同的方法。对于理解能力和表达能力均有限的婴幼儿，可进行定性视力检查完成初步评估，包括瞳孔对光反射、注视追随、遮盖试验及三棱镜映光试验。量化的视力可准确显示婴幼儿视力异常或双眼视力差异，是矫正和随访过程中的重要观察指标。

在 3 月龄至 2 岁婴幼儿时期，视力测量主要依赖于行为学检测，如优先注视法（选择性观看或 Teller 视敏度卡）或视觉诱发电位。

对于 2~3 岁幼儿，可根据其认知、理解水平，使用图形代替字母的图形视力表测试。

对于无法完成主观视力检查的婴幼儿还可通过视觉诱发电位等电生理检查客观评估视敏度阈值。

对 5 岁以上比较配合的儿童可使用 E 字视力表、Lea Symbol 视力表检查。

2）常见的视力问题及处理方法

在儿童的视力发育过程中可能会出现一些问题，如屈光不正、斜视、弱视等，可能会对儿童的视力产生永久性的影响。

屈光不正：包括近视、远视及散光。家长应定期对孩子进行验光检查，监测屈光发育情况，并在医生指导下及时进行屈光矫正。若出现远视储备减少或近视，家长需要控制孩子近距离用眼时间，包括近距离使用电子产品和阅读纸质书的时间；并保证孩子充足睡眠及户外活动时间，避免熬夜。此外，低剂量（0.01%）阿托品已被证明对延缓亚洲儿童近视的进展具有一定作用。

斜视：是指一只眼睛注视前方时，另一只眼睛会发生偏斜。斜视可能会导致弱视和双眼视功能的异常。处理方法包括矫正屈光不正、手术治疗等。如果发现儿童有斜视症状应及时就医并进行相关检查和治疗，避免引起更严重的视力下降及视功能损伤。

弱视：是指一只眼的视力明显低于另一只眼或者双眼最佳矫正视力低于同龄人的最低视力。弱视可能是由于儿童在视觉发育关键期内屈光参差、斜视、上睑下垂、先天性白内障等原因引起的。处理方法包括矫正屈光不正、遮盖治疗、压抑疗法和手术治疗去除剥夺因素等。如果发现儿童有弱视症状应尽早就医并进行相关检查和治疗。

14. 异常的双眼复视与混淆视

（1）复视的产生原因及分类

复视产生的原因主要有两类：一类是生理性复视，另一类是病理性复视。生理性复视是由于人眼对物体的深度感知需要双眼共同协作完成，当双眼的视觉焦点不一致时，就会产生复视。

病理性复视是由眼部疾病、神经性疾病或眼外肌异常等原因引起的。这些原因可能导致眼球运动异常，外界物体的影像投射到一眼的黄斑中央凹，同时投射到另一眼的黄斑中央凹以外的区域。物体落在 Panum 圆之外的视网膜非对应点上就会出现复视，同样的物体在主观空间有 2 个不同的位置，黄斑中央凹的物像比非注视眼非黄斑中央凹的物像清晰。病理性复视通常需要医疗干预和治疗。复视的感觉取决于发病年龄、持续时间和患者对复视的主观意识。孩子越小，抑制非中央凹图像的能力越强。成人获得性斜视通常因为复视而就诊。

无法抑制不同视网膜图像的患者由于失去正常的双眼融合可导致顽固性复视，这种情况通常见于成人或视力发育成熟的儿童，并可发生在许多临床环境中，包括单眼遮盖、外伤性脑损伤或长期斜视。

(2) 混淆视的产生原因及分类

混淆视指 2 个不同物体的影像同时投射到视网膜对应区。它是一种视觉混淆现象。

混淆视的原因有两类：一类是生理性混淆视，另一类是病理性混淆视。生理性混淆视通常是由于环境因素引起的，如光线不足或过强、物体距离过近或过远等。在这种情况下，人眼需要更多的时间去适应和分辨这些刺激物，从而消除混淆视。

病理性混淆视是由眼部疾病、神经性疾病或眼外肌异常等原因引起的。这些原因可能导致眼球运动异常或视觉感知异常，使得人眼无法准确分辨 2 个或多个相似的刺激物之间的差异，从而产生混淆视。两眼中央凹区域在生理上不能同时感知 2 个不同的物体，靠近的黄斑中央凹的视网膜成分形成竞争，其中有 2 种感知的物像快速交替（图 1）。临床上显著的混淆视是罕见的，病理性混淆视通常需要医疗干预和治疗。

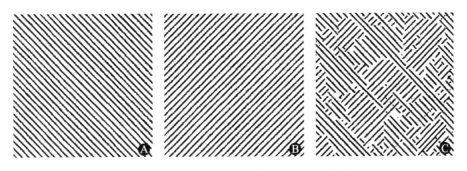

A. 左眼看到的图案；B. 右眼看到的图案；C. 用双眼看到的图案。

图 1　混淆视示意

（引自：VON NOORDEN G K, CAMPOS E C. Binocular Vision and Ocular Motility: Theory and Management of Strabismus. 6th ed. St Louis: Mosby, 2002, 12. ）

15. 斜视发生后双眼视的变化——抑制、复视、异常视网膜对应、单眼注视综合征

斜视对双眼视觉的影响和后果是多方面的，以下内容详细解释了斜视对双眼视的影响和后果。

（1）抑制

当一只眼睛注视目标时，另一只眼睛可能会发生偏斜，导致这只偏斜的眼睛发生抑制。

抑制可以分为生理性和病理性。生理性抑制是为了防止生理性复视（由 Panum 区域外的物体引起的复视）的发生。病理性抑制可能是由于斜视或其他原因导致每只眼睛图像不一致的情况，如屈光参差。这种抑制可以看作是不成熟的视觉系统为避免复视而进行的一种适应。

抑制是一种自我保护机制，它防止偏斜的眼睛提供模糊的图像，从而保护视觉系统免受混乱信息的影响。然而，抑制也可能导致偏斜的眼睛无法接收到足够的视觉刺激，从而影响视力发育。

以下是对抑制的分类。

1）中枢与外周抑制

中枢抑制可以阻止偏离中央凹图像到达中枢，从而防止视觉混淆。外周抑制是另一种消除复视的机制，它通过防止对落在偏离眼的外周视网膜上的图像的反应来消除复视。这种形式的抑制显然是病态的，只有在不成熟的视觉系统中才会形成皮层适应。当斜视在

视觉发育成熟后出现时，外周抑制不会发展，因此成年后出现斜视的患者无法在不闭合或遮盖偏斜眼的情况下消除外周复视像。

2）非交替和交替抑制

如果抑制总是使主导眼的图像优于斜视眼的图像，则抑制是非交替的，在婴幼儿中则可能导致弱视。如果抑制过程能在双眼之间切换，则抑制被描述为交替抑制。

3）间歇性与恒定性抑制

如果抑制仅在眼位偏斜时出现，而在其他所有状态下均不存在，则可认为是间歇性抑制。例如，患有间歇性外斜视的患者，当眼睛呈偏斜状态时，通常会出现抑制，而当眼睛呈正视状态时，可能会出现立体视。相反，恒定性抑制表示无论眼位是偏斜还是正位，都始终存在抑制。

抑制的处理：①适当的屈光矫正及三棱镜光学矫正；②使用遮挡或药物治疗弱视；③手术改善眼位，允许同一物体同时刺激相应的视网膜和视网膜细胞。注意：脱抑制训练可能导致顽固性复视，通常不推荐。

（2）复视

斜视可能导致复视现象。当双眼的视线不平行时，来自不同角度的视觉信息在大脑中无法融合成一个清晰的图像，从而导致复视。复视可能影响视觉感知和运动协调，甚至可能导致头晕和恶心。

（3）异常视网膜对应

异常视网膜对应指注视眼的中央凹与偏离眼的外周视网膜形

成了一个异常的共同视觉方向。斜视可能导致异常视网膜对应。在正常情况下，双眼的视轴应该聚焦在同一物体上；然而，在斜视情况下，双眼的视轴不能同时聚焦在同一物体上，从而导致双眼视网膜的物像无法重合。这可能影响视觉感知的准确性。

异常视网膜对应（abnormal retinal correspondence，ARC）是一种对斜视的适应方式，尽管有明显的斜视，但它能恢复一定程度的双眼协同注视。异常双眼视觉是一种优于完全抑制的功能状态。在 ARC 的发展过程中，正常的感觉发育是逐渐形成的而不是突然完全被取代的。眼位偏斜的时间越长，ARC 就可能变得越根深蒂固，它的发展时间可长达 10 余年。

当斜视手术后 ARC 持续存在时，可发生矛盾性复视。例如，当内斜视患者手术后眼位较正或接近正位时，报告出现中央凹或中央凹旁刺激的交叉复视定位症状，即出现矛盾性复视（图 2）。矛盾性复视通常是手术后短暂的现象，很少会持续几天或几周，但在极少数情况下会持续更长时间。

（4）单眼注视综合征

斜视可能导致单眼注视综合征，是用来描述斜视中感觉状态的一种特殊表现。在这种情况下，一只眼睛注视目标，而另一只眼睛则偏离目标且注视其他地方。该综合征的基本特征是存在外周融合，由于中央视网膜暗区而没有双中央凹融合。单眼注视综合征患者通常有小的［≤8 棱镜度（Δ）］斜视，最常见的是内斜视。患者立体敏锐度存在但相对降低，这可能影响视力发育、导

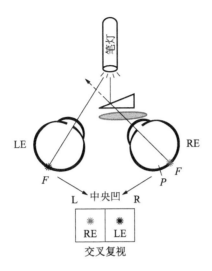

右眼上方有一块红色的玻璃和一个底部向外的棱镜。棱镜通过暂时移动光源的视网膜图像，从假中央凹（P）到真中央凹（F）来中和偏差。因为假中央凹是定位中心，图像被认为落在颞视网膜上并投射到相反的视野，从而导致交叉复视。

图2 矛盾性复视

（引自：WRIGHT K W，SPIEGEL P H. Pediatric Ophthalmology and Strabismus. St Louis：Mosby，1999：219. ）

致视力下降及弱视。单眼注视综合征还可能导致头部倾斜和颈椎问题。如果出现弱视，则需要进行遮盖治疗。

综上所述，斜视对双眼视觉的影响和导致的后果是严重的。及时发现和治疗斜视是非常重要的，以避免对视力和双眼视发育造成永久性的损害。

（郭雅图　整理）

怎样才能知道是否有斜视？

16. 询问病史

仔细了解病史对诊断斜视具有重要价值，包括发病年龄、发病特征、既往史及家族史。

（1）发病年龄

多在婴幼儿时期发病，但许多患者的初诊时间往往在长大成人以后，详细询问其相对准确的发病年龄对斜视的诊断分型意义重大。对于成年后二次手术的患者或者麻痹性斜视、视物歪头的患者，有时还需要患者提供既往照片从而得到相关有用信息。

（2）发病特征

在各种诊断类型的斜视中，往往都有其典型的临床特征表现，如有无复视？斜视是恒定性的还是间歇性的？斜视是在视远时发生或视远、视近都发生？斜视是单眼还是双眼交替？斜视儿童户外活动时是否喜欢闭上一只眼？是否存在歪头视物？

（3）既往史

注意斜视有无发病诱因，外伤史、发热史、弱视治疗遮盖史等往往是儿童斜视的发生诱因，而非直接原因。同时要关注既往治疗史，包括屈光矫正（是否戴欠矫或者过矫眼镜）、斜视手术史等，详细询问既往治疗的具体方案和效果，若有手术史尽量获取第一次手术记录或以往术前照片。注意询问患者有无先天性眼部疾病史，如先天性白内障、先天性视网膜视神经疾病等相关病史，有无使患者存在视力不良的知觉因素。还要询问患者有无全身病史，如甲状腺相关眼病、重症肌无力、中枢发育异常等，类似病因也可能会导致斜视的发生。

（4）家族史

一些类型斜视存在家族遗传性，采集病史时应询问其直系亲属（如祖父母、父母及兄弟姐妹，尤其同卵孪生子等）是否患有相关疾病，以及患者的近期婚史等，必要时进行遗传学基因检测。

17. 眼位的检查

眼位的常用检查方法包括角膜映光法、遮盖法、三棱镜加角膜映光法、三棱镜加遮盖试验、同视机法 5 种。

（1）角膜映光法

角膜映光法（Hirschberg test）通过观察角膜反射的注视点的位置来判断眼位，排查是否有斜视。反光点位于瞳孔缘，偏斜为

$10°\sim15°$；在角膜缘与瞳孔缘之间，偏斜为 $25°\sim30°$；反光点在角膜缘时，偏斜为 $45°$。该检查方法的优点是比较简单，不需要患者特殊合作，缺点是不够精确，没有考虑到 Kappa 角的因素。

（2）遮盖法

遮盖法是破坏融合的方法之一，通过遮盖检查判断是否存在斜视及斜视的性质。遮盖法要求患者的眼球必须有运动功能才能利用该法检查眼位，如果患者因肌源性或神经源性疾病导致眼球运动严重受损，甚至不能运动，则不适合用遮盖法检查眼位。

1）遮盖去遮盖法

鉴别隐斜视和显斜视的主要方法。操作方法：用遮眼板遮盖任意一只眼，遮盖时观察对侧眼是否有眼球移动，如果对侧眼无眼球移动，说明对侧眼处在注视位；如果对侧眼有眼球移动，说明对侧眼存在显斜视。如果非遮盖眼由外向内运动，说明患者患外斜视；由内向外运动，说明患内斜视；若存在垂直方向的运动，说明患垂直斜视，即上斜视或下斜视。然后观察去除遮眼板后被遮眼的变化，如果被遮眼有返回注视位的运动，说明被遮眼为隐斜视；如果被遮眼停在某一偏斜位置上，提示被遮眼有显斜视；如果双眼分别遮盖时，对侧眼均无眼球移动，说明无显斜视。

2）交替遮盖法

交替遮盖法比遮盖去遮盖法破坏融合更充分，检查的结果含显斜视和隐斜视 2 种成分。操作方法：用遮眼板遮盖一只眼，然后迅速移到另一只眼，反复多次观察是否有眼球移动，如有眼球移动，说明有眼位偏斜的趋势。检查时要求遮眼板从一只眼移至另一只眼时没有双眼同时注视的情况出现，对破坏双眼融合比较充分。

（3）三棱镜加角膜映光法

三棱镜加角膜映光法（Krimsky test）是患者注视一个点光源，三棱镜置于斜视眼前，尖端指向眼位偏斜的方向（内斜视放置基底向外棱镜，外斜视放置基底向内棱镜，检查垂直斜视时在上斜视眼前放置基底向下棱镜，在下斜视眼前放置基底向上棱镜），逐渐增加度数至角膜反光点位于瞳孔中央，所需三棱镜度数即为眼位偏斜度。Krimsky法适用于不合作的儿童和单眼视力低下的知觉性斜视度的测量。

（4）三棱镜加遮盖试验

三棱镜加遮盖试验（prism plus cover testing）是比较精确的斜视角定量检查法，可以在任意注视方向和任意距离使用。检查时，将三棱镜置于斜视眼前，棱镜的尖端指向眼位偏斜的方向，逐渐增加三棱镜度数至眼球不再移动，斜视角被中和。此时所用三棱镜度数即为所检查距离和注视方向的斜视度，可以用单眼遮盖去遮盖法检查，也可用交替遮盖法检查。临床上需双眼分别注视时检查看近与看远、裸眼与戴镜的斜视角。

（5）同视机法

用同时知觉画片分别置于左、右镜筒中，检查时被检查者一眼注视一侧画片中心，用运动手柄推动另一侧目镜，使2张画片重叠，在刻度盘上可以直接读取斜视度数。此检查结果为主觉斜视角（主观斜视角）。检查者以主观斜视角为检查起始点，被检查者保持注视，交替点灭双眼光源，同时观察被检查者眼球运动情况直到眼睛不动，此斜视度为他觉斜视角（客观斜视角）。

18. 眼球运动功能检查

眼球运动功能检查包括单眼运动检查、双眼运动检查、娃娃头试验及牵拉试验等。

（1）单眼运动检查

检查单眼运动，判断有无运动限制。检查时被检查者端坐并遮盖一只眼，另一只眼追踪向各注视方向移动的视标，如发现任何眼球运动的减弱，则提示向该方向运动的肌肉力量不足，或存在限制因素。

单眼运动正常的标志：内转时瞳孔内缘到达上下泪小点连线，外转时角膜外缘到达外眦角，上转时角膜下缘到达内外眦连线，下转时角膜上缘到达内外眦连线。

单眼运动受限分为5级：0级：运动无受限；1级：运动轻度受限；2级：运动中度受限；3级：运动重度受限，但可过中线；4级：运动完全受限，不过中线。

（2）双眼运动检查

双眼运动检查包括同向运动和异向运动检查。

1）双眼同向运动

单眼运动检查不能显示眼外肌运动功能不足时，用双眼同向运动检查。根据配偶肌定律，此检查可以发现相对功能不足的肌肉和相对亢进的配偶肌。检查时，嘱被检查者双眼分别注视各诊断眼位的视标，根据斜视角的变化判断受累肌。诊断眼位包括9个方位，依次为：正前方、水平向左、向左上、垂直向上、向右上、水平向右、向右下、垂直向下、向左下依次进行。双眼同向运动异常则表示该方位肌肉肌力异常："＋"表示肌力过强，"－"表示肌力不足。0级为正常，4级为严重异常。

2）双眼异向运动

集合（辐辏）是很强的自主性运动，同时含有非自主性成分，在眼外肌功能检查中具有重要意义。集合近点检查（near point of convergence，NPC）是被检查者注视正前方一个调节视标，视标逐渐向鼻根部移近，至患者出现复视或一眼偏离集合位，此集合破裂点称为集合近点，正常值为 7 cm。随年龄增长，集合近点逐渐后退。

（3）娃娃头试验

娃娃头试验为鉴别外转运动限制真伪的方法，常用于鉴别先天性内斜视、眼球震颤阻滞综合征患者长期处于内转位或采用内转眼注视所致假性外转受限。操作方法：将患者的头突然转向外转"受限"的对侧，观察外转能否到达正常位置。如外转到位则说明为假性外转受限；如外转不能到位则提示可能存在运动限制。

（4）牵拉试验

牵拉试验分为主动收缩试验和被动牵拉试验。主动收缩试验测试受累眼的眼外肌收缩力量，被动牵拉试验用于鉴别眼球运动障碍的原因是神经肌肉麻痹还是机械性限制。主动收缩试验只能在局部麻醉清醒状态下完成。双眼表面麻醉充分后，用镊子夹住相应部位角膜缘，嘱受检查者向受累肌的作用方向注视，来检验被测同名肌肉收缩力改变。根据是否存在收缩力量的差别，定性分析是否存在神经肌肉麻痹。被动牵拉试验可以在局部麻醉下完成，但全身麻醉后检查效果更可靠。麻醉满意后，用镊子分别夹住 3 点、9 点角膜缘球结膜，向各方向转动眼球，并着重向受限方向牵拉，如牵拉眼球无阻力，则可排除机械性限制；如牵拉眼球有阻力，则说明存在机械性限制。该检查如在局部麻醉下完成，牵拉转动眼球时，受检查者双眼注视方向与牵拉方向必须一致，否则可能产生假阳性结果。

19. 知觉检查

通过知觉功能的检查，了解双眼视功能是否存在及其级别，从而提供治疗方案、预估治疗效果及判断预后等。

（1）抑制检查

患者有明显斜视而无复视主诉，是判断单眼抑制的最简便方法，其检查方法包括 Worth 四点灯检查和 Bagolini 线状镜检查等。

1）Worth 四点灯检查

该法是根据红绿颜色互补的原理设计的。Worth 四点灯是由两边各一绿灯，上方为一红灯，下方为一白灯，4 灯菱形排列，被检查者戴红绿互补眼镜，如右眼戴红镜片，左眼戴绿镜片。因为红绿互补，所以戴红镜片的眼只能看见红灯和白灯，看不见绿灯，而戴绿镜片的眼则只能看见绿灯和白灯，看不见红灯。通过此种检查可以出现下列情况。①仅见 2 个红灯者，为左眼抑制。②仅见 3 个绿灯者，为右眼抑制。③红灯、绿灯交替出现但不能同时知觉者，为交替抑制。以上情况均无同时视功能。④同时看到 5 个灯，即 2 个红灯和 3 个绿灯，表示有隐斜视或显斜视，但无抑制，红灯在右、绿灯在左者，为内斜视，反之如红灯在左、绿灯在右者，为外斜视，有异常同时视（复视）。⑤如果看到 4 个灯，上方为红灯，两侧为绿灯，下方为红灯（右眼为主导眼）或绿灯（左眼为主导眼），为正位眼且有同时视功能。

2）Bagolini 线状镜检查

线状镜上刻有许多极细的斜向平行线条，双眼的线条方向是互相垂直的，如果右眼镜片上的线条方向是 45°，则左眼镜片上的线条方向即为 135°，通过镜片注视灯光时，将灯光看成与镜片上线条方向相垂直的线状光，即右眼为 135°线状光，左眼为 45°线状光。检查时，受检查者注视 33 cm 或 5 m 处灯光，根据受检查者所看到的结果，了解其双眼视功能状态。

（2）融合储备力检查

主要方法为红色滤光片加三棱镜法，即在斜视患者的一只眼前加红色滤光片，双眼同时注视点光源，患者可看到 1 个红灯和 1 个白灯，在单眼上加三棱镜，至红灯和白灯融合，被检查者可看到单一的粉红色影像，说明有潜在的融合储备力。继续增加三棱镜度，被检查者仍能看到 1 个粉红色物像，至又出现 1 个红灯和 1 个白灯，由 2 个物像重合至再次出现 2 个物像所用的三棱镜度数即为被检查者的融合范围（融合储备力）。

（3）立体视检查

立体视觉的形成是由于双眼视差的存在，特别是双眼视网膜物像间的水平视差的存在。人眼能辨别的最小视差称为立体视锐度，立体视锐度可用视差角来表示（单位为秒/弧）。立体视检查包括随机点立体图和非随机点立体图两类。检查时被检查者戴偏振光镜或红绿眼镜，观察特殊印制的图片（具有水平视差），对立体视进行定量检查。正常值为 40 ~ 60 秒/弧。非随机点立体图检查存在单眼线索，假阳性率较高。国际上常用的检查图有 Titmus 立体图和 TNO 立体图。

（4）复视像检查

检查中被检查者的头及脸保持正位，不得转动。在被检查者一只眼前放 1 个红色镜片，注视 1 m 远处的灯光，若有复视，则见 1 个红灯和 1 个白灯；若见粉红色单一灯光，则表示无复视，然后依次检查各诊断眼位。分析复视像时，首先，确定复视像性质是水平的还是垂直的、是交叉的还是同侧的；其次，寻找复视像偏离最大的方向；最后，周边物像属于麻痹眼。

（丁娟　整理）

斜视是一种病还是一类病？

  2015 年，中华医学会眼科学分会斜视与小儿眼科学组修订并发布了适合我国眼科临床工作的斜视分类专家共识。共识中根据融合状态将斜视分为隐斜视和显斜视两大类。其中，隐斜视是一种潜在的眼位偏斜，可以被融合功能所控制，当通过遮盖去遮盖法等人为的方法打破融合时，眼位出现偏斜。隐斜视分为水平隐斜（内/外隐斜视）、垂直隐斜视、旋转性隐斜视。有文献报道，90%～95% 的人有水平隐斜视或其他类型的隐斜视。轻度隐斜视，可有很好的双眼单视功能，且没有任何临床症状，不必进行干预治疗。对于隐斜度数大，并且有症状者，才需要干预治疗。对于融合功能不能控制的显斜视，再进一步根据眼位偏斜方向、眼球运动状况和不同注视位置眼位偏斜角度的变化进行详细分类。

20. 内斜视

（1）先天性内斜视

先天性内斜视又称婴儿型内斜视，出生6个月内（含6个月）发病的内斜视，通常斜视度数较大（一般 > 40 PD），随着发育，斜视度数可能会增加，不受注视距离和调节因素的影响，部分患儿可表现为双眼交替内斜视，若存在单眼恒定性内斜视时，要高度警惕是否合并存在弱视。睫状肌麻痹后检影验光显示，屈光状态多为轻度远视，部分先天性内斜视患儿存在假性展神经麻痹症状，若检查发现伴有外转不到位的情况，可通过娃娃头试验与展神经麻痹鉴别，可合并下斜肌功能亢进、分离性垂直斜视和眼球震颤等症状。

（2）共同性内斜视

1）调节性内斜视

屈光调节性内斜视（正常 AC/A 型）：多伴有中高度远视（通常 > +2.00 D），发病年龄通常在 1~8 岁，平均发病年龄接近 2 岁，发病早期可呈间歇性，戴镜矫正后眼位正（图3），可伴有弱视，AC/A 值正常。

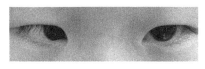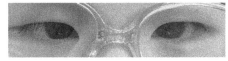

图3 屈光调节性内斜视戴镜前后眼位的变化

非屈光调节性内斜视（高 AC/A 型）：多在 1~4 岁发病，多为轻度远视，无明显屈光不正或屈光矫正后眼位无明显改善。看近斜视度数明显大于看远，AC/A 值高。如果急性发病且伴有复视，首先需考虑行神经影像学检查。

部分调节性内斜视：屈光矫正后内斜视度数减小，但不能完全矫正眼位。

2）非调节性内斜视

基本型：看远或看近斜视度数几乎相等，与调节因素无关。

集合过强型：看近时斜视度数大于看远斜视度数，AC/A 值正常或者低下，有远视屈光不正患者，戴镜后看远眼位可接近正位，看近时仍有内斜视。

分开不足型：看远时斜视度数大于看近斜视度数，看近时为小度数内斜视或者内隐斜视，AC/A 值正常或低下。

3）微小内斜视

一般指内斜视度数 < 10 PD 的内斜视，又称为单眼固视综合征。临床上较少见，斜视眼存在黄斑中心抑制性暗点，多伴有弱视、屈光参差、周边融合。临床上多采用 4 PD 三棱镜试验进行诊断和鉴别诊断。

4）周期性内斜视

目前病因未完全阐明，可能与机体生物节律障碍或者融合机制破坏有关，患者临床表现为正位与内斜视周期性交替出现，周期通常为 48 小时或 72 小时。正位时有正常的双眼视觉，斜位时双眼视功能异常，表现为复视或单眼抑制，若存在屈光不正，戴镜矫正后仍表现为内斜视。随着疾病进展，大部分患者转归为恒定性内斜视。

5）急性共同性内斜视

急性共同性内斜视是一种急性发病的后天获得性内斜视，通常发生在年龄较大的儿童和成年人。表现为突然发生的内斜视，且伴有复视。目前传统分型主要包括：①Swan 型：通常发生于儿童，由于长期单眼遮盖，出现融合功能障碍而导致；② Burian-Franceschetti 型：发生在儿童或青少年，可有低度远视，但无明显调节因素，斜视度数通常较大，与身体和（或）精神刺激等诱因有关；③Bielschowsky 型：发生在青少年或成年人，患者通常伴有中度近视，可存在长期近距离用眼习惯等诱因。急性共同性内斜视发病突然，须排除是否合并颅内疾病和全身系统性疾病的可能。

（3）继发性内斜视

外斜视手术后的内斜视指因外斜视过矫引起的内斜视。

知觉性内斜视：单眼视力下降或丧失，如先天性白内障、角膜斑翳等，导致双眼知觉融合功能障碍而引起的内斜视。一般多发生于婴幼儿时期。

（4）非共同性内斜视

1）麻痹性内斜视

展神经麻痹：可分为先天性和后天获得性两种。先天性展神经麻痹可能与神经、肌肉发育不良或产伤等有关；而后天性展神经麻痹的发生，与颅内压升高、血管性疾病、颅内占位、头部外伤等有关。根据受累眼外转功能麻痹情况，可分为不全麻痹和全麻痹。部分患者可伴有面部转向麻痹肌行使作用的方向时出现代偿头位，从而保留一定的双眼视功能。先天性展神经麻痹须与先天性内斜视相鉴别。

2）限制性内斜视

主要可因高度近视、Duane 眼球后退综合征、Moebius 综合征、甲状腺相关眼病、眼眶爆裂性骨折等引起。

高度近视性限制性内斜视是指高度近视患者中，由于眼轴的异常增长，临床可出现进行性双眼或单眼内下斜视，同时眼球运动表现为受累眼外转和上转明显受限。影像学检查可发现受累眼眼轴增长，并向颞上方疝出，破坏了上直肌与外直肌 Pulley 联结带，从而引起上直肌与外直肌的移位。

Duane 眼球后退综合征、Moebius 综合征、甲状腺相关眼病、眼眶爆裂性骨折等，详见特殊类型斜视。

（5）伴有眼球震颤的内斜视

又称震颤阻滞综合征，婴儿期发病，占婴儿内斜视的 10%～12%，外转不足，遮盖单眼出现头位。注视眼由内至外转时震颤加重，内转位注视时，视力提高；外转位注视时，视力下降。

21. 外斜视

（1）先天性外斜视

一般发生在出生后或者出生后 1 岁内，不伴有眼部或全身异常，斜视度数大且稳定。

（2）共同性外斜视

间歇性外斜视：幼年发病，表现为间歇性出现的外显斜视，疲劳、注意力不集中或者遮盖后可出现外斜视，眼位正时可有不同程度双眼视功能（图 4）。目前间歇性外斜视的临床分型包括：①基本型：视远和视近斜视度数相近，差别不超过 10 PD。②分开过强型：视远斜视度数大于视近（≥15 PD），遮盖单眼 30 分钟后，视远斜视度数仍大于视近。③集合不足型：视近斜视角比视远时≥15 PD，AC/A 值可降低。④类似分开过强型：与分开过强型类似，但遮盖单眼 30~45 分钟后，视近斜视度数加大，与视远时相等或比视远时更大。

A. 控制正位时；B. 眼位外斜时。

图 4　间歇性外斜视

恒定性外斜视：可由间歇性外斜视发展而来，亦可开始发病即为恒定性，若双眼视力均衡，可表现为交替注视，斜视角度一般恒定。

（3）继发性外斜视

继发性外斜视包括：①内斜视矫正术后及内斜视自发转变为外斜视。②知觉性外斜视：由于单侧眼存在感觉性缺陷，如无晶状体眼、屈光参差或者器质性病变引起的视觉障碍，使融合功能遭到破坏形成的外斜视。

（4）非共同性外斜视

动眼神经麻痹：包括先天性和后天获得性动眼神经麻痹，主要表现为受累眼不同程度的上睑下垂和外斜视，眼球运动检查可见受累眼内转、上转及下转均不同程度落后。动眼神经完全麻痹时，由于眼内肌受累，临床表现为瞳孔散大、对光反射消失。后天性动眼神经麻痹多见，病因多为颅内血管性疾病、神经脱髓鞘及外伤等病变。动眼神经走行及分支复杂，临床可表现为动眼神经上支麻痹（患眼上睑下垂和下斜视，外上转落后）、下支麻痹（患眼外上方偏斜，提上睑肌功能正常，内转及内下转落后）、上下支同时麻痹（患眼上睑下垂、外斜视可伴有轻度下斜视，除外转正常，其余方向均受限）。

限制性外斜视：包括 Duane 眼球后退综合征、先天性眼外肌纤维化等，详见特殊类型斜视。

22. A-V 型斜视

A-V 型斜视是指水平斜视在垂直方向上存在非共同性，即向上注视和向下注视时水平斜视度数有明显变化，其病因可能为垂直直肌、斜肌的功能异常或 Pulley 位置的异常或不稳定等。依据双眼上转 25°、下转 25°和原在位的斜视度数分为以下类型：①Ｖ型外斜视：向上注视斜视度数大于向下注视（≥15 PD）。②Ｖ型内斜视：向下注视斜视度数大于向上注视（≥15 PD）。③Ａ型外斜视：向下注视斜视度数大于向上注视（≥10 PD）。④Ａ型内斜视：向上注视斜视度数大于向下注视（≥10 PD）。

23. 垂直旋转性斜视

（1）上斜肌麻痹

1）先天性上斜肌麻痹

单侧或双侧不对称性的上斜肌麻痹患者通常伴有一定的代偿头位，可表现为面部转向患侧，下颌内收，头向低位眼倾斜。临床表现为受累眼内下转落后，通常可合并存在同侧下斜肌和（或）上直肌，以及对侧下直肌运动功能异常，受累眼 Beilschowsky 歪头试验阳性。上斜肌麻痹临床分型复杂，需要根据患者病史、眼球运动情况等综合判断，明确诊断并进行手术设计。对于伴有代偿头位的上斜肌麻痹患者，临床检查中须警惕双侧非对称性上斜肌麻痹的可能。

2）后天性上斜肌麻痹

通常有颅脑疾病或外伤史，以闭合性颅脑外伤多见，可单侧或双侧发病。患者临床可表现为垂直旋转性复视、代偿头位，双侧发病的患者第一眼位可能不存在明显的垂直斜视。眼球运动检查主要表现为上斜肌运动功能不足，可伴或不伴拮抗肌（下斜肌功能）亢进，受累眼 Bielschowsky 歪头试验多为阳性，可合并 V 征。

（2）外旋转性斜视

主要见于后天性双侧滑车神经麻痹。

（3）下斜肌功能亢进

受累眼内转时出现明显上转，多继发于上斜肌功能落后。

（4）上斜肌功能亢进

受累眼内转时出现明显下转。

（5）下斜肌麻痹

临床少见，多单眼发病。

（6）单眼上转不足

多为先天性。临床主要表现为第一眼位健眼注视时，受累眼下斜视，伴一定程度上睑下垂（上睑下垂可为真性或假性）。眼球运动检查可发现单眼运动和双眼运动均表现为受累眼不能上转或上转明显落后。部分患者可伴有下颌上抬的代偿头位。此类患者须行眼眶影像学检查排除眼外肌发育异常等情况。

（7）限制性垂直性斜视

甲状腺相关眼病、眼眶爆裂性骨折等可导致限制性垂直性斜视。

24. 特殊类型斜视

（1）分离性斜视

分离性斜视包括分离性垂直斜视、分离性水平斜视和分离性旋转斜视。

1）分离性垂直斜视

分离性垂直斜视（dissociated vertical deviation，DVD） 为临床最常见的分离性斜视，是一种与眼球运动的神经支配法则相矛盾的眼球垂直运动异常。临床表现为遮盖去遮盖检查时，被遮盖眼出现上漂，去遮盖后又缓慢回落，可合并隐性眼球震颤和弱视，且可与任何类型的斜视同时存在。DVD 的斜视角度不稳定，经常有变化，其病因不明。

2）分离性水平斜视

分离性水平斜视（dissociated horizontal deviation，DHD） 临床表现为水平斜视分离现象，即双侧不对称性或单侧水平斜视，斜视角度不稳定。分离眼呈间歇性不对称的水平偏斜，多见向外分离，少见内斜视，偶见内斜视合并外斜视，但眼球水平运动无受限。有时可合并垂直偏斜、隐性眼球震颤及外旋斜视。DHD 几乎均合并 DVD 的成分，也可表现为一眼单纯 DHD，另一眼单纯 DVD。DHD 可表现有水平方向的 Bielschowsky 现象：把中性滤光片置于注视眼前，分离的外斜眼自动向中线移动，甚至跨越中线成为内斜视。

3）分离性旋转斜视

分离性旋转斜视（dissociated torsional deviation，DTD） 临床表现为旋转分离现象，极少单独存在，几乎均合并 DVD、DHD。

（2）间歇性外斜视合并调节性内斜视

本病为少见的特殊类型斜视，具有间歇性外斜视与调节性内斜视这两种斜视的特点。发病年龄早，斜视度数经常有变化，根据注视目标的远近及特点，有时外斜视，有时正位，有时内斜视。常伴有一定程度远视，AC/A 值正常或降低。

（3）先天性眼外肌纤维化

先天性眼外肌纤维化（congenital fibrosis of the extraocular muscles，CFEOM）是先天性颅神经支配异常性疾病中的一种，是由于先天性颅神经（通常为动眼神经）发育异常或缺如，引起眼外肌发育的纤维化，从而引起眼球运动受限。本病为常染色体显性或常染色体隐性遗传，可分为 3 型：①CFEOM1 型：最常见，为常染色体显性遗传；双眼下斜视，常伴有水平斜视；双眼完全上睑下垂，上转出现异常集合运动，部分患者为获得一定的视力可伴有不同程度的下颌上抬，被动牵拉试验(＋)。②CFEOM2 型：少见，可有近亲结婚史。完全上睑下垂；双侧大角度外斜伴水平和垂直运动受限，被动牵拉试验(＋)。③CFEOM3 型：为不完全外显的常染色体显性遗传；受累个体临床差异大；可单侧或不伴有上睑下垂；第一眼位可正位或上斜视，被动牵拉试验(＋)。

（4）Duane 眼球后退综合征

Duane 眼球后退综合征是先天性颅神经支配异常性疾病中的一种，1905 年由 Duane 率先描述，Duane 眼球后退综合征主要表现为限制性眼球运动障碍合并睑裂大小的改变。Huber 将 Duane 眼球后退综合征分为 3 型：①Ⅰ型：眼球运动外转受限，第一眼位正位或内斜视，15%～20% 为双侧，单侧患者可伴代偿头位。②Ⅱ型：眼球运动内转受限，第一眼位正位或外斜视。③Ⅲ型：眼球运动内、外转均受限，第一眼位正位或内、外斜视。此外，受累眼水平运动时伴有睑裂的改变及眼球后退的变化，即外转时睑裂开大，内转时睑裂缩小合并眼球后退，部分患者受累眼内转时伴上射和（或）下射的现象。影像学检查（MRI）通常可见此类患者脑池段展神经缺如或发育不良。

（5）Moebius 综合征

本病为先天性颅神经支配异常性疾病中的一种，多为散发，也可为常染色体显性、隐性遗传或性连锁遗传，可能由于孕期宫内感染而导致颅神经或神经肌肉发育异常。影像学检查（MRI）可发现第 6、第 7、第 8 和第 12 颅神经发育不良或缺如。临床表现为内斜视、双眼水平运动受限、特殊的面神经麻痹面容（面具脸），以及由于第 12 颅神经受累而表现为吞咽困难、舌尖部肌肉萎缩。此外，还可合并其他系统疾病，如胸廓畸形、指趾畸形及智力低下等。

（6）Brown 综合征

Brown 综合征病因分为先天性（上斜肌肌鞘、肌腱、附着点的异常）和后天性（上斜肌肌腱或 Pulley 肌腱炎症、外伤、医源性）。第一眼位通常表现为受累眼下斜视，眼球运动检查可见受累眼内转时出现下斜视，内上转明显落后，外上转正常或接近正常，可伴有下颌上抬的代偿头位。患者的病史、眼球运动检查、影像学检查及术中的被动牵拉试验有助于该病的诊断和鉴别诊断。

（7）甲状腺相关眼病

甲状腺相关眼病是一种与甲状腺功能异常相关的眼部疾病。大多数患者伴有甲状腺功能亢进症或甲状腺功能减退症，但也有部分患者无甲状腺功能障碍。临床表现为复视并伴有不同程度的眼球运动受限（图 5），影像学检查（CT、MRI）可见眼外肌肌腹增粗。

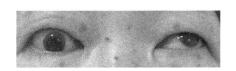

图 5　甲状腺相关眼病患者眼位

（8）慢性进行性眼外肌麻痹

本病临床罕见，呈进行性发病，表现为双侧上睑下垂及弥漫性、对称性眼球运动功能下降。严重者双眼完全性上睑下垂，双眼固定不动，无易疲劳性，Tensilon 注射无效。本病病因不明，被认为与线粒体遗传有关。本病与重症肌无力相似，要注意鉴别诊断。

（9）重症肌无力

近年来本病被认为是一种自身免疫性疾病，身体横纹肌神经接头处有针对乙酰胆碱的抗体形成，从而导致终板电位的产生，造成骨骼肌易疲劳和肌力下降。多半患者首先表现为复视和上睑下垂。通常通过冰敷试验、新斯的明试验及免疫学和影像学检查等明确诊断。

（10）眼眶爆裂性骨折

眼眶爆裂性骨折通常由眼眶外伤引起，多发生于眼眶最薄弱的内壁和下壁，眶内软组织、肌肉嵌顿于骨折处或疝入上颌窦，导致眼位及眼球运动出现异常。眼眶爆裂性骨折继发的斜视临床表现多变，可有复视主诉，多为限制性斜视，亦可合并麻痹因素。须结合影像学检查及临床检查明确，治疗也因临床表现不同而异。

25. 中枢麻痹性斜视

中枢麻痹性斜视分为核上性、核间性和核性。前两者通常由于中枢神经系统病变引起，而周围神经系统病变多导致核性麻痹。核上性麻痹临床多表现为水平注视麻痹，通常由于颅内血管性疾病、占位或脱髓鞘病变等引起。核间性麻痹分为前部核间麻痹和后部核间麻痹，较常见的为一个半综合征、Parinaud's 综合征等。

26. 眼球震颤

眼球震颤是一种非自主性的、有节律的眼球运动。按照眼球震颤方向可以分水平、垂直、旋转或混合性眼球震颤。按照眼球震颤的节律可分为冲动型和摆动型眼球震颤。其病因可以是先天性或后天获得性。部分先天性眼球震颤患者具有家族史，为遗传性疾病，可合并其他眼部发育异常。先天性眼球震颤患者的视力发育一般欠佳，部分合并中间带的患者视力发育一般优于无中间带患者。若患者存在明显的代偿头位，且代偿头位下的双眼同时视物视力明显优于无代偿头位时视力，可考虑行中间带移位术，通过矫正头位扭转角来改善代偿头位。

（郝瑞　陈丽萍　整理）

斜视怎么治疗？能不能根除？

27. 斜视治疗的目的和时机

（1）斜视治疗的目的

眼外肌手术即斜视矫正手术（strabismic surgery）。理想化的眼外肌手术效果是：使患者恢复双眼视觉功能、获得各注视眼位下的双眼正位、全视野的双眼单视、消除代偿头位或复视、消除不协调的双眼运动且不产生新的双眼运动不协调。不同类型的斜视，发病年龄不同，对双眼视觉功能损害程度也不同，因此并非所有患者都可以获得理想化的矫正效果。例如，发病早、双眼视觉功能破坏严重的斜视，如先天性内斜视、先天性外斜视，即便早期手术，患者也难以获得健全的双眼视觉功能，术后残余微小斜视、获得粗糙的双眼视觉功能即为理想效果。对于各种原因导致的单眼视力丧失而形成的知觉性斜视，获得外观的满意即为理想手术效果。严重的限制性或麻痹性斜视，获得全视野的双眼单视和双眼运动的协调,几乎是不可能的,因此,对于此类患者术后在功能眼位(即原在位和阅读位)恢复双眼单视即为满意的手术效果。

此外,很多斜视患者在斜视矫正手术后,仍需要进一步光学矫正或其他治疗。眼外肌手术并非斜视患者唯一治疗方式和终极治疗,手术需要个性化设定合理的、现实的治疗目标。

(2)眼外肌手术的时机选择

不同类型的斜视,发病年龄、对双眼视功能影响、能否控制正位、有无代偿头位等都有很大差异。因此,斜视治疗的手术时机不同。

儿童早期发病的斜视,如先天性内斜视,出生后 6 月龄内发病、恒定大角度斜视、双眼视觉功能破坏严重者,多数眼科医生主张尽早手术,为了获得更好的双眼视功能最迟不超过出生后 24 个月,甚至可在出生后 4~6 个月进行;而同样是先天性内斜视,部分患儿斜视度较小且不稳定,则不建议过早手术。

间歇性外斜视,平均发病年龄为 4~5 岁,因融合机制可以间歇性控制正位,患者具有一定的双眼视觉功能,甚至早期未被破坏。间歇性外斜视的手术时机不仅取决于斜视角大小、显性外斜视出现的频率或眼位控制能力,还取决于患者的双眼视功能,当斜视发生频率在 50% 以上,双眼视出现恶化时应及时手术。研究表明,过早年龄(特别是 3 岁内)手术、发病时间较短就采取手术治疗,是手术后眼位过矫的风险因素。

先天性麻痹性斜视患者,可能采取代偿头位保护双眼视觉功能,而长期的代偿头位造成骨骼和肌肉的永久性改变,因此伴有明显代偿头位的先天性麻痹性斜视患者需要尽早手术治疗。后天性麻痹性斜视患者,需要明确诊断和病因,在发病之后至少6个月后且眼位稳定时,方可手术治疗。

斜视手术后眼位欠矫、过矫,早期需要观察或保守治疗。眼位欠矫(即残余性斜视)的二次手术可以在手术后2周至2个月左右进行。眼位过矫,如继发性内斜视、继发性外斜视,应根据临床检查,2~6个月后可进行再次手术。同时存在较大度数垂直斜视和水平斜视的患者,可能需要分期手术,为避免眼前节缺血,再次手术需要至少4~6个月才可进行。

(3) 眼外肌手术前的条件和准备

眼外肌手术治疗需要建立在精准的诊断基础上。成年后天性获得性斜视患者,多为神经源性、血管源性、内分泌性、感染性、代谢性等全身疾病所致,部分幼儿、儿童的斜视也存在以上潜在的致病因素。详细的病史询问、完善的眼部检查、影像学检查、相关实验室检查,甚至多学科交叉联合会诊是精准术前诊断的循证基础,同时避免漏诊、误诊、延误诊疗。

眼外肌手术治疗还需要建立在充分的术前检查评估基础上。术前检查包括:视力检查、规范的睫状肌麻痹下屈光状态检查、常规眼前节和眼后段的检查、斜视专科检查,以及影像学、实验室的相关检查。术前要对眼球运动、知觉、中枢功能进行全面评

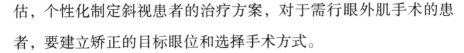
估，个性化制定斜视患者的治疗方案，对于需行眼外肌手术的患者，要建立矫正的目标眼位和选择手术方式。

眼球运动方面的检查包括：单眼眼球运动和双眼同向、异向的眼球运动，原在位视远、视近斜视度的测量，9个诊断眼位下斜视度的测量等；知觉方面评价包括三级视功能，即同时知觉、双眼融合、立体视觉的评估。

健全的双眼视觉功能，首先需要双眼视知觉正常或近似。儿童斜视患者常合并弱视，如尚处于视觉发育可塑期，应先进行规范的弱视治疗，双眼视力相对平衡时（即双眼视力相差2行或2行以内，或双眼可交替注视），再予以眼外肌手术。对于已过视觉发育可塑期但未曾行弱视治疗的大龄儿童，积极规范的弱视治疗仍可能提高弱视眼视力，因此也建议先行弱视治疗。合并明显的屈光不正、屈光参差的斜视患者，应先予以充分的屈光矫正，戴镜2~3个月再进行斜视的评估。如内斜视合并远视，远视屈光不正充分矫正后，戴镜后获得正位则为完全屈光调节性内斜视，不需要手术治疗；戴镜后仍有部分内斜视未被矫正则为部分调节性内斜视，需要手术矫正那部分斜视，而术后仍需要戴镜矫正屈光调节性部分；如戴镜后斜视没有变化，则为非调节性内斜视，手术目标需要矫正全部斜视。

此外，斜视手术前需要与患者及其家属充分沟通，建立合理化目标，充分解释是否可以保守治疗、预期产生的手术效果、手术治疗的局限性，甚至需要多次手术的情况。

28. 斜视的保守治疗

并非所有的斜视和眼球运动障碍都需要手术治疗，非手术治疗不仅是斜视患者重要的干预手段，而且在很多情况下是手术治疗必不可少的前提条件，也是手术后的必要治疗措施。在面对部分患者时，医生要权衡手术治疗和保守治疗的利弊，权衡整体效益和患者个体差异。临床上常用的、重要的几种保守治疗斜视的方法如下。

（1）光学矫正

眼镜光学矫正是治疗调节性内斜视的主要方法。该类型斜视患者合并远视性屈光不正，且多为中度。应予以规范的睫状肌麻痹后验光，远视性屈光不正应进行全部矫正。对于内斜视不稳定，呈间歇性表现者，即便是小度数远视也要先给予全部矫正。戴镜后获得正位者，应持续戴镜矫正，无须手术治疗。在每半年到一年随访中，根据眼位和矫正视力酌情降低远视度数（1.00 D），以促进患者的正视化发育。

无论是水平斜视还是垂直斜视，如患者裸眼视力差，均需要予以光学矫正提高视力。双眼视力提高可以改善患者的融合功能，水平、垂直眼位均可能出现戴镜后的变化。如间歇性外斜视合并近视患者，戴镜矫正视力后促进双眼融合功能可提高眼位控制能力，可以延缓手术治疗时间。此外，近视性屈光不正患者如未进行光学矫正，其近点前移，视近时放弃调节，进而不能调动调节性集合，内斜视患者出现视近的内斜视减少，而外斜视患者表现为视近外斜视度数增加。间歇性外斜视合并高度远视性屈光不正的患者，因视近不足以充足调节使视物清晰，经光学矫正后也可以不同程度改善其眼位控制状态。因此，斜视患者无论远视、近视、散光，均要进行戴镜后斜视度的测量，以判断手术治疗的必要性和手术量的大小。

负镜治疗可以通过调动调节因素引发调节性集合。可用于间歇性外斜视保守治疗，改善患者眼位控制能力，对于部分患者还可延缓其手术时间，但是配戴负镜有增加近视进展的风险。

双光镜治疗主要针对非屈光调节性内斜视（高 AC/A 值）患者。通常下加（+2.50 ~ +3.00）D，使其看近时获得双眼融合。但是长期配戴双光镜，会影响患者的调节功能，应每半年根据看近眼位的改善情况，并在保持看近双眼融合下予以下加度数的降低（+0.50 D），通常在 8 ~ 9 岁停戴双光镜。

（2）遮盖治疗

1）弱视的遮盖疗法

斜视手术治疗前，患者尚处于视觉发育期，没有显著的眼球运动障碍，如合并弱视则需要先行弱视治疗。遮盖疗法是单眼弱视患者的首选治疗方法，根据患者年龄、弱视程度，采用不同遮盖策略。

常规遮盖：即遮盖对侧眼，强迫弱视眼注视。为避免遮盖眼视力下降，通常年龄越小，遮盖时间越短。可以根据弱视程度、患者的年龄和依从性调整遮盖强度，采用每天 2 小时、4 小时或 6 小时。遮盖对侧眼以提高弱视眼视力，这种部分时间遮盖用于以下情况：3 岁以下患者初始治疗（避免遮盖性弱视发生）；轻度弱视（双眼视力相差不大）；经治疗双眼视力平行或接近时（巩固疗效、避免弱视复发）；弱视治愈后复发（部分时间遮盖常可达到再次治愈的效果）。如部分时间遮盖 1～2 个月效果不显著，则应提高遮盖强度。根据弱视发生的原因及程度确定随访间隔时间，年龄愈小，随访间隔时间愈短。遮盖治疗过程必须定期复查对侧眼视力，警惕对侧眼由于遮盖出现视力下降。如果对侧眼视力下降，首先应检影验光，一旦确定发生遮盖性弱视，应及时停止遮盖，一般 1～2 周视力即可恢复。

不完全遮盖：即用半透明材料贴在对侧眼镜片上，使对侧眼矫正视力低于弱视眼，适用于轻度弱视、弱视治愈复发者及伴有眼球震颤的弱视。

2）遮盖单眼消除复视

后天麻痹性斜视患者突发复视症状，遮盖是简单易行地避免复视干扰的方法，通过降低患者被遮盖眼的视力从而减小或消除复视干扰。但由于对患者外观有影响，患者难于接受长期的遮盖治疗。Bangerter foils 可以代替简单的眼罩遮盖，外观影响小，可提高患者耐受度。

（3）视觉训练

目前临床上主要有针对弱视患者的精细性视觉训练；针对集

合不足患者及小度数（20 PD以下）间歇性外斜视儿童的融合性集合训练（提高患者的融合控制能力，可以一定程度延缓手术治疗的时间，但需要注意该训练并不能治愈斜视、减小斜视度）。

（4）三棱镜矫正治疗

后天麻痹性斜视、后天限制性斜视、手术继发性斜视，如度数较小可以考虑三棱镜治疗以帮助患者消除水平、垂直复视，获得并保留双眼视功能。有研究表明，双眼外直肌后退手术、单眼退—缩手术后继发性眼位过矫，三棱镜治疗可使60%~70%患者获得眼位正位，大多数患者双眼视觉功能得以保持或获得改善，值得注意的是很多患者需要较长的三棱镜治疗时间（1年及以上）。但三棱镜度数较大引起光学色散，压贴三棱镜还可引起配戴者对比敏感度降低、视觉质量下降，患者较难耐受。

29. 斜视的手术治疗

（1）眼外肌手术

眼外肌手术的结膜切口类型有角膜缘切口、穹隆切口（又称为parks切口）、跨肌肉切口（又称为swan切口）。没有明显限制因素的常规斜视手术，目前多行穹隆切口。

结膜切口与结膜解剖，特别是结膜泪阜、皱襞、外眦韧带关系密切，这些正常组织的损伤，会引起术中明显的疼痛、术后瘢痕。术后结膜的瘢痕组织亦可以形成术后远期新的限制因素。肌圆锥外的脂肪距离下方角膜缘 10 mm 左右，因此下方的结膜切口不可过深破坏筋膜组织，避免引起出血和脂肪脱出继发粘连。

任何结膜切口方式均要先透过结膜组织辨识其下方的眼外肌（直肌）的解剖标识（图 6）。

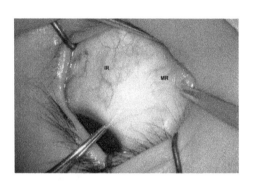

图6 眼外肌（直肌）的解剖标识

1）角膜缘切口

该切口优点：手术视野暴露好；对于结膜组织菲薄的中老年患者，可以避免术中牵拉造成的球结膜撕裂；严重的限制性斜视，结膜、筋膜组织有挛缩变短的限制因素，结膜切口对端缝合可以引起后退手术部分作用的抵消，不能消除筋膜组织的限制因素，角膜缘梯形切口便于行结膜后退术。

该切口缺点：术后结膜瘢痕位于睑裂区，外观明显；术后缝线局部刺激感明显，因此建议采用埋藏式结膜缝线缝合；角膜缘切口引起角膜缘血管网的破坏，破坏眼前节血供，术后易形成 Dellen 小凹，因此角膜缘弧形切口要位于角膜缘外 2 mm 处。

2）穹隆切口

该切口优点：切口位于结膜穹隆部，术后瘢痕小并可为眼睑遮盖，外观满意度高；同一个手术切口可同时操作相邻的两条眼外肌，如鼻下方的 parks 切口可以进行内直肌和下直肌的手术，而颞下方的 parks 切口可以进行下直肌和外直肌的手术；切口不破坏角膜缘血管网，不影响眼前节血供；切口闭合好，可以避免缝合。

该切口缺点：可以造成分离时结膜撕裂，不适用于年龄较大患者。

3）跨肌肉切口

该切口优点：手术视野暴露好；再次手术患者，可以避开原切口瘢痕；结膜切口可采用 6-0 或 8-0 可吸收缝线间断缝合关闭；角巩膜缘切口为避免缝线的角膜刺激症状，可采用埋藏缝合；对于限制性斜视或长期斜视继发筋膜、结膜组织挛缩，可联合结膜后退术；Tenon 囊暴露较多者，可以 Tenon 囊、结膜分层缝合，避免 Tenon 囊筋膜组织的嵌夹，影响结膜切口的愈合。对于穹隆结膜切口闭合较好者也可以避免缝合。

该切口缺点：水平直肌手术的跨肌肉切口，术后结膜瘢痕位于睑裂区，影响外观。行结膜切口时，容易损伤直肌造成出血。

（2）肌肉减弱手术

肌肉减弱手术包括直肌后徙术（又称为后退术，recession）、直肌悬吊术（hang-back）、直肌后固定术、直肌边缘切开术、下斜肌后徙术、下斜肌切断术、下斜肌部分切除术、上斜肌断腱术、上斜肌肌腱延长术等。

眼外肌后退手术对眼睛位置的影响是由所产生的肌肉松弛量所决定的，肌肉松弛量是通过测量后退量来确定的。长度—张力曲线存在指数特征，即当肌肉松弛增加时，肌肉收缩力急剧下降。眼外肌后退手术即使是小的测量不准确，也会引起肌肉力量显著变化，引起术后不满意眼位。例如，每 0.5 mm 的双侧内侧直肌后退至 5.5 mm 可纠正约 5 PD 三棱镜度；对于大于 5.5 mm 的后退，每增加 0.5 mm 导致 10 PD 三棱镜度矫正。斜肌后退手术不仅能使肌肉松弛，同时还可改变肌腱宽度、眼球赤道前或后的止点变化，进而改变肌肉功能。

1）直肌后退手术

注意：巩膜缝线深度以可见铲针为宜，针尖表面的巩膜透明则缝合过浅，无巩膜隆起则缝合过深。巩膜固定缝线过浅容易造成肌肉滑脱，过深则容易造成巩膜穿透、眼球穿通，导致严重的视网膜脱离和眼内炎并发症；如发现肌肉中间位置松弛偏后，大于手术后退量，则应将其缝线固定于巩膜处或巩膜缝线打结，再与肌肉中间缝合结扎。

2）肌肉悬吊手术

肌肉悬吊手术，即将肌肉双套环缝线固定于肌止点处巩膜，眼外肌以缝线悬吊于原肌止点后的减弱量的距离。

肌肉悬吊手术适用于视网膜脱离手术后的斜视矫正术、高度近视巩膜扩张变薄（避免巩膜缝线的穿孔危险）；在有巩膜扣带的眼球、肌肉严重纤维化挛缩、手术后退量大等情况下，难以进行巩膜固定缝线操作的患者。但是肌肉悬吊手术效果不稳定，眼外肌与巩膜附着不牢固，可以引起过矫，特别是手术量较小时肌肉中间向后偏引起过矫；而对于手术量较大的患者，远期肌肉与巩膜附着偏前，手术量减小，造成术后欠矫。

3）后退联合悬吊手术

该手术方式适用于减弱手术量较大、巩膜固定缝线操作困难者，可以先将肌肉缝线巩膜固定于巩膜小于设计手术量的位置，在此位置上再行悬吊手术；或是用于术中、术后缝线调整。

4）下斜肌减弱手术

下斜肌减弱手术包括下斜肌后退术、下斜肌断腱术、下斜肌部分切除术等。

（3）肌肉加强手术

肌肉加强手术包括直肌缩短术（又称为截除，extraocular muscle resection）、直肌折叠术（extraocular muscle plication）、直肌肌腱前徙术、上斜肌矢状移位术（Harada-Ito 术）、下斜肌前转位术、直肌肌腱联结术（Jenson 术）、直肌移位术、上斜肌折叠术等。

30. 眼外肌手术常见并发症及注意事项

（1）术中并发症

1）眼心反射

临床表现：牵拉眼外肌、压迫眼球等刺激经睫状神经节传到三叉神经的感觉主核，联合核上皮质的神经纤维，冲动直接传到迷走神经核，经迷走神经传出到心肌，引起心率减慢、心律失常、心慌、胸闷不适感觉。内直肌、下斜肌手术引发眼心反射常见。特别是挛缩紧张的眼外肌，术中牵拉引起的疼痛、眼心反射较常规手术明显。

处理：重要的是预防眼心反射的发生。术前询问患者相关病史，予以镇静药和阿托品。术中操作轻柔，避免用力牵拉，予以心电监护，以便及时发现和处理眼心反射。若术中出现眼心反射，应立即停止牵拉肌肉，必要时给予阿托品；出现心搏骤停，应按照心肺复苏法紧急抢救。

2）眼胃肠反射

临床表现：患者术中出现恶心、呕吐、腹痛等，也可出现于术后几小时或几天。

处理：全身麻醉患者术前6小时禁食禁水，局部麻醉患者术前少量进食。术后出现胃肠反应予以注射维生素 B_6、溴米那普鲁卡因等止吐药，也可针灸治疗。

3）术中出血

临床表现：术中做结膜切口、分离肌肉、分离眼外肌周围筋膜组织、肌肉缝线等操作时损伤局部血管引起出血。

处理：术前询问患者有无相关血液病史，术中操作轻柔，保持手术视野良好暴露，在直视下进行手术操作，避免损伤血管。套环缝线结扎肌肉时注意将血管结扎，避免缝线松脱。术中出血可以采用电凝止血器等或压迫止血。术中局部血肿，特别是肌肉血肿应尽量清除，避免血肿机化引起眼外肌纤维化、粘连等。

4）肌肉滑脱丢失

临床表现：眼外肌止点双套环缝线缝合的肌肉过少或是距离止点过近，缝线不能承受肌肉收缩产生的牵拉力时，便会出现术中肌肉滑脱丢失，特别是挛缩紧张的肌肉。

处理：术中肌肉缝合牢固、保证一定宽度和距离肌止点一定距离、巩膜缝合固定时确保一定深度，可以避免肌肉滑脱或肌肉丢失。当出现肌肉滑脱或丢失时，要避免盲目抓取肌肉使肌肉进一步向后退缩，应小心暴露筋膜囊，寻找粉红色肌肉组织，用镊子抓取肌肉后可做主动收缩试验证实该组织是肌肉组织，重新置肌肉的套环缝线。

（2）术后并发症

1）感染

临床表现：缝线或肌止点处的感染扩散可引起筋膜炎、眼眶蜂窝织炎，表现为结膜充血水肿、伤口或缝线处有脓性渗出，患者眼疼痛显著、眼球运动障碍或眼球突出、眼睑充血水肿等。巩膜穿孔可引发眼内炎，眼内炎的发生率为 1：30 000，表现为眼疼、视力下降、前房积脓、玻璃体呈黄白色。

处理：全身和局部使用抗生素。感染形成脓点时，需及时拆线、切开排脓。眼内炎应及时行玻璃体切割手术。

2）肌肉滑脱

临床表现：肌肉止点双套环缝线缝合的肌肉过少或距离止点过近，即使行肌肉后退手术，缝线也不能承受肌肉收缩产生的牵拉力，肌肉滑脱表现为眼位过矫、眼球运动障碍。

处理：一经发现，应立即手术探查，方法同前术中肌肉滑脱丢失所述。

3）眼前节缺血

临床表现：视力下降、混合充血、角膜水肿和角膜后沉着物、房水混浊、瞳孔散大、虹膜脱色素等。

处理：以预防为主，高危因素患者避免同时进行内直肌和下直肌的手术，可考虑分次手术或保留前睫状血管的斜视手术。治疗为局部应用激素、睫状肌麻痹药物、血管扩张剂，必要时全身应用激素。

4）术后眼位相关问题

术后眼位欠矫或过矫，严格讲不属于术后并发症，建议称为术后眼位不满意。常见原因：术前斜视度不稳定导致术前斜视度数评估不精准、侧方非共同性或垂直非共同性斜视（A 型或 V 型斜视）、患者屈光不正未予以恰当矫正、术前双眼视觉功能损害明显、患者年龄较小、发病时间较短等。

5）眼睑退缩

临床表现：下睑缩肌在角膜缘后 15 mm 通过囊睑头附着在下直肌，行下直肌后退手术者，特别是手术量较大时，囊睑头通常向后移位，引起下睑退缩。行上直肌手术者，也可以引起或加重上睑退缩。直肌后退的手术量与下睑退缩程度正相关，退缩严重可引起角膜暴露。

下睑退缩处理：术中充分分离下直肌周围的筋膜组织，至 lockwood 韧带；下直肌后退量较大时，将囊睑头褥式缝合固定于巩膜；予以下睑缩肌切断手术。

上睑退缩处理：术中充分分离上直肌周围的筋膜组织，分离上直肌与提上睑肌之间的纤维连接；予以上睑缩肌切断手术。

6）其他

角膜并发症：角膜 Dellen 小凹、上皮剥脱、角膜溃疡等。

结膜并发症：结膜伤口愈合不良、结膜囊肿、结膜肉芽肿等。

（李月平　整理）

斜视就是眼睛的问题吗？

31. 影像学研究在斜视诊疗中的应用

从解剖学的角度来讲，眼球运动依靠的是眼外肌的力量，因而在影像学技术发明之前，对于眼球运动的认识基本为解剖结构决定功能作用，眼球向哪个方向运动，即为眼外肌向哪个方向起作用。很多研究者利用眼外肌的解剖特点及数学模型模拟和计算后得出了眼球运动相关的 Dorders 法则、Listing 法则等。后来，随着影像学技术的出现和进步，眼球运动的特点逐渐被人们发现，如 Pulley 概念的提出，在眼球运动的研究历程中是一个里程碑式的发现，眼外肌尤其是眼外直肌的解剖起点和功能起点逐渐清晰和明确，也进一步印证了之前对于眼球运动特点的推测和模型结论。

当然，影响眼球运动的结构包括但不限于眼外肌本身，眼眶结构及结缔组织筋膜，以及颅脑的改变，都可能影响眼球运动，从而产生临床症状，而此类疾病的诊断和鉴别诊断最重要的方法之一就是影像学检查。

影像学的检查能够帮助我们明确是否存在眼眶壁的连续性破坏、眼外肌有无病理性增生肥厚或纤维化/菲薄、眼眶解剖结构是否发育异常、Pulley 位置及其连接带之间关系的变化、眼球位置的改变等。

临床上一些特殊类型的斜视，如先天性颅神经支配异常疾病（congenital cranial dysinnervation disorder，CCDD），虽然表现为眼球运动受限，眼眶影像学检查亦可发现眼外肌菲薄纤细，但不同类型的 CCDD，除了眼球运动的差异及临床表现的不同外，颅脑 MRI 的表现各有不同，而且正是由于影像学技术的应用和发展，才使得我们对于不同类型的 CCDD 有了进一步的认识，从而能够将临床不同表现的斜视统一命名为 CCDD。

32. 松眼综合征

随着对 Pulley 结构的认识和研究，眼外肌与眼眶结缔组织之间的关系及这种关系对于眼球运动和眼位变化的影响也逐渐被研究和重视。在临床上，Pulley 被认为是眼外 4 条直肌的功能起点，Pulley 位置的变化和稳定性直接影响 4 条直肌的走行和功能，与其相关的斜视通常表现为非共同性。

既然眼位和眼球运动与眼外肌和眼眶结缔组织之间的关系存在相关性，那么随着年龄的增长，眼眶结缔组织发生退行性的改变，是否会引起眼外肌的位置变化并导致眼位的改变呢？研究显示，眼位确实会随着年龄发生相应的变化，如果产生了临床症状，如双眼视物重影、眼球运动轻度异常等，应排除是否为松眼综合征（sagging eye syndrome，SES）。

SES 的产生是由于上直肌与外直肌 Pulley 之间的连接带发生了年龄相关性的退行性改变，从而引起分开功能不足性内斜视和（或）小度数旋转垂直性斜视的发生。需要注意的是分开不足性内斜视并非 SES 的特异性表现，一些神经源性疾病，如脑部占位性病变、外伤、梅毒等均有可能引起。影像学检查在斜视诊断中有着重要作用。SES 引起的分开功能不足性内斜视多为机械性因素引起，而非神经源性因素。

关于 SES 的治疗目前分为手术与非手术治疗（三棱镜等），治疗目的是改善复视，缓解临床症状，治疗方式的选择应根据患者的病情和眼位，以及眼球运动的情况综合评估。

33. 重眼综合征

与松眼综合征临床表现类似的另外一种斜视叫作重眼综合征（heavy eye syndrome，HES）。虽然其发病机制亦是由于上直肌与外直肌 Pulley 之间的连接带发生了改变，但不同于 SES 的发生是与年龄相关的退行性改变引起，HES 通常发生于高度近视的患者，由于眼轴的增长引起眼球向眼眶颞上方疝出，从而引起上直肌 Pulley 与外直肌 Pulley 之间的连接带发生断裂，进而引起进行性内斜视及下斜视的发生，临床眼球运动检查中可发现受累眼外转及上转受限。

对于 HES 的认识由来已久，但是 HES 发病机制的提出，以及其与 SES 发病机制差异的发现，有赖于影像学技术的进步。随着对其发病机制的深入研究，临床治疗也有了相应进展，Yokoyama 手术目前被认为是治疗 HES 的首选术式。

目前临床上对于 SES 与 HES 发病机制的研究发现，两者之间的发病存在似而不同的机制，因而其治疗方面也存在差异，在手术治疗前要首先根据患者的临床表现、眼球运动特点及影像学检查来明确诊断。

34. 与斜视相关的神经眼科疾病

神经眼科疾病分为视觉传入系统障碍和视觉传出系统障碍两大类。视觉传出系统在视觉形成过程中发挥的作用是建立清晰、稳定的双眼单视，这个过程涉及脑皮层、脑干、小脑、颅脑运动神经及眼外肌等。与视觉传出系统障碍有关的神经眼科疾病，临床主要表现为斜视、复视、眼球运动障碍及代偿头位等，患者常首诊于斜视与小儿眼科。因此对于伴有复视主诉的患者，首先要明确是单眼复视还是双眼复视，明确为双眼复视后，要详细询问病史，了解复视的产生是突然发生还是逐渐出现，复视是间歇性还是恒定性出现，是水平方向还是垂直方向，看近看远是否存在明显差异，是否伴随其他眼部症状，是否合并疼痛或不适感等。同时要进行神经相关检查（如影像学检查），排除是否存在与眼球运动相关的颅神经（如动眼神经、滑车神经、展神经等）病变，以及一些核性或核上性的中枢病变（如累及内侧纵束、脑桥旁正中网状结构及眼运动神经核功能等），此类疾病亦可引起注视麻痹、一个半综合征等眼球运动障碍性疾病，应与慢性进行性眼外肌麻痹、重症肌无力、痛性眼外肌麻痹、Miller-Fisher 综合征等相鉴别。因此详细的病史询问及全面的查体是必要的。

无论是诊断和评估视觉传入系统障碍引起的神经眼科问题，还是视觉传出系统障碍引起的神经眼科问题，瞳孔检查均具有重要的意义。传入性瞳孔异常者多首诊于神经眼科，传出性瞳孔异常者因常伴有斜视、复视及眼球运动障碍等，多首诊于斜视与小儿眼科，传入性瞳孔异常可见于视网膜、视神经、视交叉或视束等病变，而传出性瞳孔异常可发生于脑皮层（主要是基底核、丘脑和上丘）、脑干、前庭、小脑和颅脑运动神经病变，往往预示严重的神经系统疾病，如动脉瘤、肿瘤等。瞳孔同时接受交感神经和副交感神经支配，因此，检查瞳孔时应仔细询问病史，如眼部感染、头颈部外伤或疼痛、眼睑异常等，结合病史或既往照片综合评估瞳孔异常的病理意义。瞳孔异常的临床表现多样，可由多种疾病和损伤引发。深入了解和正确认识不同瞳孔异常的潜在病理机制和意义，才能全面且有的放矢进行检查，为临床多种眼部及全身疾病的诊断和评估提供宝贵的线索和依据。

临床上常见的瞳孔异常，如 Adie 瞳孔、动眼神经麻痹、Horner综合征等，病因不同，瞳孔表现各异。如急性发作的动眼神经麻痹患者中，瞳孔异常是评估急性发作的重要指标，约半数以上为动脉瘤造成。动脉瘤一旦破裂可危及患者生命，此类患者应充分利用影像学检查排除原发病的可能。

此外，还应重视视觉传入通路和视觉传出通路病变导致的光—近反射分离的现象。前者可见于任何前段视路病变，后者常见病变位于中脑，因此在进行专科检查时，若发现瞳孔异常，首先请神经科会诊，排除潜在的中枢神经系统病变。

2019-nCoV 感染主要引起呼吸系统症状，但已有文献报道2019-nCoV 感染可引起脑炎、脊髓炎、脑血管病变、外周神经病变并产生相应的神经系统症状和体征，其中瞳孔异常是常见体征，几乎所有患者的瞳孔异常均为 Adie 瞳孔（即瞳孔强直）。总之，瞳孔异常是眼科检查常见的重要体征，反映了视觉传入通路和视觉传出通路的功能状况。眼科医生尤其神经眼科和斜视与小儿眼科医生，应高度关注瞳孔状况，了解瞳孔异常的相关机制和临床意义，掌握规范的检查方法，及时发现问题并给予恰当的处理或尽早转诊相关科室，这对治愈疾病具有重要意义。

35. 斜视与中枢视觉损伤

中枢视觉损伤（cerebral/central visual impairment，CVI）是中枢视觉通路受损，导致视功能障碍的一组综合征。此类患者眼部检查通常无器质性病变，视神经检查和瞳孔对光反应正常，但视力低下，医生若经验不足，易误诊为弱视。由于病变主要发生在膝状体后视路及枕叶视皮层视觉相关区域，除造成视功能严重受损外，CVI 患儿还常伴有视—感知能力下降、行走困难、社会交往障碍、孤独症等。眼部检查时，CVI 患者眼部通常无器质性病变，视神经检查和瞳孔对光反应均正常，但视力低下。还可伴有色觉障碍、视野缺损及不同空间频率的对比敏感度受损。确诊CVI 后应给予早期、适宜及个体化的干预。虽然目前还没有标准化的治疗方案，但以下干预措施对提高 CVI 患者的学习和生存技能，减轻家庭乃至社会的负担有一定辅助作用，包括矫正屈光不正、矫正斜视、使用放大镜、应用视觉知觉运动觉刺激疗法、优化视觉环境。矫正屈光不正需要根据看远、看近及阅读的不同需求准备一套系列眼镜。

由于 CVI 预后不佳，因此针对可能导致 CVI 的原发病因，应对医护人员、初级卫生保健从业者及患者家长进行广泛宣传，普及 CVI 常识，做好预防工作。尽量使装饰简单、实用，使用单一颜色而避免使用格子样图案的地板或桌布，将复杂图像或课文画面尽量简单化甚至碎片化，提升图像的对比度，将文字间隔加大，同一时间仅安排 1 项任务（专注于单一事件），对治疗 CVI 均具有积极意义。儿科和神经科医生大多关注于导致肢体运动及认知障碍的脑部病变，而眼科医生更专注于探寻导致视功能异常的眼部病因，因此应加强眼科、儿科、神经科及康复医学、遗传病学等多专业、多学科的交叉沟通，以提升治疗效果。

（郝瑞　整理）

斜视影响的不仅是外观，
更重要的是内在的变化

36. 斜视对视力的影响

在儿童中，由于视觉系统不成熟，斜视可能导致弱视和永久性视力损失。弱视的患病率为 2%～5%，而斜视就是弱视的重要危险因素之一。斜视导致视力下降是由于眼球发生了偏位，双眼视轴不平行，外界信息达不到视网膜的对应点上，患者就会形成复视。为克服这种视觉现象，视皮层神经元以注视眼的视觉信号输入为主导，对非注视眼的响应性降低，从而产生抑制，换句话说，大脑会将一只眼产生的像抑制掉，即"视而不见"。抑制现象作为一种避免重影和视觉混淆的手段，久而久之，当眼位的偏斜呈恒定性且不能交替时，斜视性弱视就发生了。一些斜视儿童还会发展成偏心注视，即使用非中央凹区域的视网膜注视，往往视力会低于 0.1，并可能导致较差的预后。

在视觉系统已经发育成熟后发生的斜视，一般情况下对视力的影响不大。这里有一点需要强调的是，斜视矫正手术对视力是没有影响的。一般情况下，手术操作本身既不会提高矫正视力也不会降低矫正视力。

37. 斜视对双眼视觉的影响

双眼视觉分为三级：一级为同时知觉，二级为融合，三级为立体视觉。双眼视觉的产生需要知觉、运动和中枢多个方面的配合。视网膜对应、感觉融合和运动融合对于双眼单视觉的发育非常重要。具有正常视网膜对应的眼睛是产生双眼单视的基础。当斜视发生时，由于无法使用运动融合来维持正位，从而导致感觉融合或双眼单视觉的破坏，产生抑制，进而影响双眼视觉。当眼睛无法通过感觉和运动融合一起工作时，会发生异常视网膜对应，只能建立粗略的双眼视觉。斜视的类型、发生年龄、持续时间、治疗早晚，对于双眼视觉的影响不同。总的来说，若斜视发生在视觉发育关键期，则对双眼视发育的破坏较大，如果在视觉可塑期内及时矫正，仍可恢复一定的双眼视甚至获得接近正常的双眼视功能，但如果过了视觉发育可塑期，即使手术矫正了眼位，之前没有发育的双眼视觉功能也很难建立起来甚至无法恢复功能只能改善外观。不同类型的斜视对立体视有不同程度的影响。

（1）隐斜视

正常人几乎都有隐斜视，但较大的隐斜视度数可能会带来视疲劳和视功能的损害。外隐斜视患者观看 3D 设备（包括电视）时，视疲劳可能会加重，但不会对视觉系统造成伤害，间歇性的放松有助于缓解症状。而内隐斜视的不适感主要出现在看远（定位感和立体感的缺乏）。

（2）内斜视

内斜视对双眼视的破坏严重，尤其是发病在 6 个月之内的先天性内斜视患者，术前均无立体视。完全性调节性内斜视的初期虽为间歇性，但很多调节性内斜视患者在融合功能被打破后短短几周即可发展成单眼注视。在戴镜后双眼正位的情况下 AC/A 值正常的患者仍有 32.26% 检测不到立体视。这类患者在通过屈光手段达到正位眼后双眼视觉功能仍然低于正常。内斜视患者大部分无双眼视觉功能，对于发病年龄在 2~3 岁的内斜视患者，发病前可发育形成不完善的融合功能，因此术后大部分可获得范围低于正常人群的融合功能，恢复一定的立体视。对于后天发生的急性共同性内斜视，多数患者发病时双眼视觉已经得到充分发育，只是由于双眼视网膜上物像的视差过大，超过了大脑的融合能力，无法检测出随机点立体视。急性共同性内斜视术后眼位恢复至正常后，患者立体视功能可得到恢复。

（3）共同性外斜视

人类婴儿时期辐辏能力较强，若此期间发生外斜视，对患者视功能发育影响较大，需要尽早进行手术。术后部分患者在眼位正位的前提下可检测出粗糙立体视功能。间歇性外斜视患者术前可以检查出不同程度的立体视功能，原因在于发病年龄平均在双眼视觉发育高峰期之后。患者远立体视损害要比近立体视损害严重，可能与看近时有调节性辐辏参与可使眼位维持正位有关。间歇性外斜视的立体视低于正常，与斜视角大小无关，发病年龄越早，控制能力越差，视功能损害越重。当间歇性外斜视失代偿进展成交替性外斜视之后，其立体视受到的影响要更加严重。交替性外斜视患者因为单眼抑制，看远和看近均没有立体视。间歇性外斜视的手术时机要结合患者年龄、眼位控制情况评估（NCS 评分和 Holmes 评分）等多方面因素，术后视功能受术后眼位、术前视功能、发病时间、手术年龄等多因素影响。

非共同性斜视患者个体差异大，发病年龄、斜视度数、眼球运动状态、大脑和神经发育情况等对视功能的影响差异也大，治疗后眼位、运动恢复协调情况均对双眼视功能有重要的影响。

另外，斜视患者在阅读时的注视持续时间比年龄相当的没有斜视者长。换句话说，斜视患者阅读速度比年龄相当的对照组慢。他们使用主导眼睛阅读时的速度比使用双眼阅读时快，这可能和双眼视功能不良有关。单眼视或双眼视下，患有斜视和单侧弱视的成人在单眼观察时阅读速度较慢，与儿童类似，成人的阅读表现下降与注视持续时间延长和回归性扫视增加有关。斜视手术通过减少注视持续时间和回归性扫视的数量，从而提高阅读速度，部分改善了儿童的阅读能力。据报道，斜视手术后儿童的阅读准确性和流畅性显著提高。

38. 心理健康与斜视

早在 20 世纪中叶就有学者开始关注斜视对患者心理健康的影响并指出：斜视除了会改变患者外观、影响形象，也会给患者带来非常巨大的心理压力，而社会对待斜视患者的态度往往比较冷漠。无论是成年人还是儿童，斜视对其心理影响都是全方位、多层次的。

（1）斜视对成年人心理健康的影响

通过对斜视患者社会心理感知的研究发现，斜视对个人自信、家庭生活、社会生活和工作均产生负面心理社会影响。有研究者使用问卷调查和访谈的方式研究了 196 名成年斜视患者感知斜视对其自尊心及对家庭生活、社会生活和工作的心理社会影响，结果均为负面。一项前瞻性研究比较了斜视和非斜视成年患者的生活质量，参与者前瞻性地完成了一个自我报告的问卷，评估了与外貌相关的烦恼程度。他们还完成了一个专门针对斜视的问卷。两个问卷的平均分数显示出斜视患者与非斜视患者相比，心理社会压力明显更大。

成年人中斜视患者的精神疾病患病率也较高。一项病例对照研究表明，成年斜视患者中社交恐惧症的患病率高达 53.1%。斜

视患者有更高水平的社交焦虑、恐惧、社交回避、人际敏感度及家庭和工作方面的障碍。如果成年人年龄较大、对其疾病的理解较差、社交焦虑和社交回避较严重、朋友支持较少但家庭支持较多，则更容易出现抑郁症。另一项对 30 名斜视成年患者（其中 17 名有复视，13 名无复视）进行访谈的研究表明，没有复视并不能消除他们对自信、自我意识、自尊以及工作的非特异性负面情绪。斜视患者的这些负面自我感知显然并非没有根据，因为公众往往会对斜视者有负面的评价。在一项检验感知的研究中，212 名大学生被要求根据照片评估社交互动和就业能力的重要人格特征，照片中人物的图像被数字化地改变以产生正视、内斜视和外斜视，结果发现人的注意力、能力、情绪稳定性、智力、领导能力、沟通和组织技能的感知都受到内斜视的负面影响，而外斜视的面孔相比正视的面孔更容易显得不够真诚。另一项回顾性研究评估了 128 名青少年和成年人（15 岁以上）的术前和术后心理社会体验，这些人有童年发病的斜视病史，并接受了斜视手术。超过 80% 的斜视患者报告称，他们由于斜视感到尴尬、难以进行眼神交流，并且自尊心低下。

Hassan 等的一项研究发现，患有某些类型的成人斜视（特别是分开不足型斜视和小角度上斜视）与年龄和性别匹配的非斜视对照组相比，前者患有精神疾病及其共病的风险增加，患焦虑症的风险显著增加。外斜视和精神分裂症之间的遗传因果关系也有报道。精神分裂症可能与外斜视引起的早期视觉体验有关。与没有斜视的儿童相比，患有斜视的儿童成年后患精神疾病和其他精神问题的风险至少增加 10%。与斜视相关的精神疾病类型包括自杀（男性＞女性）、自杀和（或）杀人幻想、心境恶劣、重度抑郁症、注意力不足/多动障碍、焦虑症、适应障碍、药物使用、学习障碍、社交恐惧症和精神分裂症。间歇性外斜视的儿童行斜视手术后无论成功与否都不能减少或改变成年早期精神疾病的发展。

（2）斜视对儿童心理健康的影响

对一个儿童时期就有斜视的患者来说，斜视对其心理的负面影响比在青年期和成年期更严重。

斜视患者自幼就可能受到明显的偏见或歧视。儿童对身体的意识多在 6 岁左右开始形成，一旦被认为有异常的面部特征，可能对其心理造成难以修复的影响。在青少年时期，尴尬和社交焦虑的感觉会更加明显。研究表明，5 ~ 6 岁的儿童就对斜视患儿存在明显的偏见，这个年龄段有 62.7% 的儿童愿意选择与眼外观正位的儿童一起玩耍，仅 37.3% 的儿童乐意和有明显外斜视外观的患儿玩耍。60.9% 的儿童愿意把自己的玩具与眼外观正位的儿童分享，仅 39.1% 的儿童愿意把自己的玩具分享给有明显外斜视的患儿。两者之间还存在中等程度的相关性。8 ~ 12 岁的斜视患儿容易受到同龄人的疏远和排斥。虽然目前对儿童从何时开始对同龄斜视者产生偏见还有争议，但可以肯定的是斜视患儿早期就容易受到同龄人的疏远或歧视，斜视患儿在学校经常遭到残酷的嘲笑和欺负，这可能对患儿的心理造成不可逆转的伤害，导致这些患儿出现孤独、自卑、抑郁等诸多心理问题。

随着对患儿心理健康及对斜视的早期诊断和治疗的重视，儿童斜视与精神疾病之间的关系才得到了更详细的研究。结果表明，斜视与儿童精神疾病的患病率增加相关，尤其是注意缺陷/多动障碍（attention-deficit/hyperactivity disorder，ADHD）和焦虑症。内斜视和外斜视与精神疾病的关联性比垂直斜视更高，但这可能与儿童中水平斜视的更高患病率有关。在儿童中，自尊心降低和被拒绝的挫败感可能会对教育和社交造成负面影响。大多数儿童斜视在 10 岁之前开始，此时儿童的情感成熟度仍在发展。与斜视共同生活的经历和日常压力（改变社交互动、频繁看医生、自我怀疑等）可能会随着时间的推移产生累加效应，并促进某些精神疾病的发展，尤其是情绪障碍（如焦虑和抑郁症）。通过对 178 名精神异常儿童和 200 名正常儿童的对照分析发现，精神异常组的患者更容易患斜视，其中抑郁症和情感障碍与斜视的高患病率有关。根据一项涵盖 2049 名患者的大规模队列研究，斜视组（1000 人/年）的注意缺陷/多动障碍发病率为 5.39%，对照组为 3.23%（$P < 0.001$）。进一步将斜视组分为内斜视和外斜视两组，分析发现内斜视组和外斜视组的 ADHD 发病率均显著高于对照组。同样，在一项涵盖 327076 名受试者的大型横断面研究中，斜

视组的 ADHD 患病率高于对照组，在按斜视类型比较 ADHD 患病率时，内斜视组和外斜视组的 ADHD 患病率均显著高于对照组；然而，在上斜视组和对照组之间没有发现差异。Mohney 等在美国进行的一项病例对照研究中发现，与对照组相比，外斜视儿童更有可能患 ADHD；内斜视儿童患 ADHD 的可能性与对照组相同。在后续研究中，斜视队列仅包括先天性内斜视患者，这可能是由于疾病早期暴露导致患者经历了更长时间的压力，但内斜视患者和对照组之间的 ADHD 患病率没有显著差异。Lee 等在一项横断面研究中评估了 12 005 189 名患者，发现斜视儿童的焦虑症患病率高于对照组。进一步将斜视组分为内斜视、外斜视和上斜视 3 组，分析发现所有斜视组的焦虑症发病率均显著高于对照组，斜视与精神分裂症谱系障碍也有中度关联。在一项涵盖 662 641 名青少年的大型病例对照研究中，发现斜视与焦虑症有显著关联。与前述研究一致，Lin 等使用自我填写问卷评估了中高年龄段儿童的焦虑症，发现焦虑在斜视儿童中显著更为普遍。在另一项基于调查的研究中，Cumurcu 等发现，与对照组相比，斜视患者的儿童焦虑相关情绪障碍筛查表总分及其社交恐惧症、学校恐惧症和分离性焦虑症的分数均更高。同样，Mohney 等在一项病例对照研究中评估了 407 名儿童，发现斜视儿童，特别是外斜视儿童，更有可能在以后的生活中患上精神疾病。Mohney 在另一篇文章中，通过将原始队列扩展到在 10 ~ 20 年被诊断为间歇性外斜视的患者，注意到女孩更有可能患上焦虑症。间歇性外斜视的男孩中没有发现与焦虑症的关联。性别差异的原因尚不清楚，尽管有报道称，与对照组相比，斜视女性更难获得好的就业机会，而男性则不然。可能是由于女孩比男孩更强烈地内化了斜视的生活经历和社会压力。在一项前瞻性队列研究中，Schiffman 等对 265 名11～13 岁的儿童进行了眼动障碍检查，并在他们 31～33 岁时提取了其精神病学数据。研究发现，成年后患有精神分裂症谱系障碍的儿童，与成年后患有其他非精神分裂症精神病理的儿童或后来没有患任何精神疾病的儿童相比，前者儿童时期斜视评分显著更高。

综上所述，眼科、儿科医生和其他医疗保健提供者都应注意到斜视患者精神问题发病率的增加。除了治疗斜视外，患者可能需要进行精神评估，同时也应加强对斜视患者及家长的宣传教育，斜视造成的负面影响可以是多方面的，必要时需要和精神科医生建立联系。

（张腾月　整理）

如果斜视了，怎么配眼镜？

在斜视的发病原因中屈光不正是一个重要的因素，因此在常规检查时，应对所有的斜视患者进行屈光检查。对那些有明显屈光不正又具备一定恢复双眼视条件的患者，应首先戴用一段时间（一般 2~3 个月）合适的矫正眼镜，观察眼位、视功能是否有改善。以下内容主要讨论在不同情况下，屈光矫正对斜视患者的适用范围、处方原则等有关问题。

39. 儿童斜视的屈光检查及矫正

屈光不正检查结果因人眼调节状态不同而有所改变，儿童的睫状肌张力大，调节明显。使用睫状肌麻痹剂放松调节后验光，是实现儿童精确验光的方法之一。目前临床使用的睫状肌麻痹剂主要有 1.0% 阿托品眼用凝胶或眼膏、1.0% 盐酸环喷托酯滴眼液和 0.5% 复方托吡卡胺（复方托吡卡胺）滴眼液。

下面主要关注一下我国儿童睫状肌麻痹验光用药建议。

①所有儿童初次验光均应在睫状肌麻痹下进行。②内斜视儿童和6岁以下儿童初次验光宜使用1.0%阿托品眼膏或眼用凝胶，每天2次或3次，连续3~5 d；年幼儿童可每晚使用1次，连续使用7 d；若使用1.0%阿托品眼用凝胶，验光当日早晨再使用1次。再次验光可酌情使用1.0%盐酸环喷托酯滴眼液。③6岁以上不伴有内斜视的儿童，初次验光可使用1.0%盐酸环喷托酯滴眼液。先使用表面麻醉剂点眼1次，2~3 min后再使用1.0%盐酸环喷托酯滴眼液，每5 min使用1次，至少使用3次；可联合使用0.5%复方托吡卡胺滴眼液1次或2次；在1.0%盐酸环喷托酯滴眼液最后1次点眼至少30 min后进行验光。④对个别儿童使用1.0%盐酸环喷托酯滴眼液验光发现远视屈光度数不稳定（有残余性调节）或短期内视力下降需要排除调节痉挛的患者，需使用1.0%阿托品眼用凝胶或眼膏充分麻痹睫状肌后进行验光。⑤屈光性调节性内斜视儿童戴远视足矫眼镜（按睫状肌麻痹验光的全部远视屈光度数配镜）后眼位控制仍不稳定时，有必要多次使用1.0%阿托品眼用凝胶或眼膏进行睫状肌麻痹后验光。⑥12岁以上近视儿童验光可使用0.5%复方托吡卡胺滴眼液，每5 min使用1次，共使用3次，最后1次点眼30 min后进行验光。⑦先天性或外伤性白内障已行晶状体摘除或联合人工晶状体植入术的儿童，可使用去氧肾上腺素滴眼液或0.5%复方托吡卡胺滴眼液散大瞳孔后验光。⑧先天性无虹膜儿童仍需要在睫状肌麻痹下验光。

中国医学临床百家

40. 睫状肌麻痹剂使用的适应证、禁忌证及注意事项

（1）适应证

①12 岁以下儿童（常规使用）；②16 岁以下的远视性屈光不正儿童，尤其伴有内斜视者；③弱视儿童；④怀疑调节痉挛者；⑤临床症状与显然验光结果不一致或显然验光结果的准确性受到质疑时；⑥矫正视力不正常且不能用其他眼病解释者。

（2）禁忌证

儿童心脏病、颅脑外伤、痉挛性麻痹、唐氏综合征、癫痫及对药物成分过敏者。

（3）注意事项

应告知家长使用睫状肌麻痹剂滴眼液后，用手指压迫泪囊区 2 ~ 3 min，以减少全身对药物的吸收。用药后会出现视近物不清及户外畏光现象。最好在中午和晚上睡眠前使用 1.0% 阿托品眼用凝胶或眼膏。药物应妥善保管，远离儿童。儿童用药期间应密切观察，一旦出现不良反应或过敏反应应立即停药。

如患者年纪稍大可以按常规主觉试镜；儿童年幼不能诉说视物是否清晰可完全省略试镜步骤直接按检影验光结果处方配镜，可以在睫状肌麻痹的情况下开始戴镜。

以矫正屈光不正为主或以矫正斜视为主的配镜目的不同，眼

镜处方的度数也可能不同。例如，为矫正斜位的足矫远视镜片有可能矫正视力不是最好，但处方配镜应以不出现斜位为标准，视力在调节逐渐松弛后才会日益好转并最终达到正常，这一点医生应向家长做好解释工作。如开始时患者对所配眼镜不能耐受，可以先在点用散瞳剂情况下戴用。

41. 斜视矫正术后的屈光检查及处方原则

斜视矫正术后，眼位获得正位视者、原有屈光不正者，应该重新验光，以获得最佳视力的最低度数配镜。如果内斜视患者术后稍呈过度矫正，可以根据远视屈光度大小，重新给予较低度数的眼镜，这样有利于其增加调节性集合克服过矫；如眼位正位，戴镜与否，应参考其屈光度、远近视力、工作需要，决定眼镜处方的度数。如仅有轻度远视，亦可放弃戴镜，但以不使视力下降或内斜视复发、能保持良好双眼单视为前提。

42. 视疲劳与隐斜视

（1）视疲劳的定义与分类

视疲劳即由于各种病因使得人眼视物时超过其视觉功能所能承载的负荷，导致用眼后出现视觉障碍、眼部不适甚至伴有全身症状等以致不能正常满足日常用眼需求的一组综合征。视疲劳以患者主观症状为主，眼或者全身因素与精神心理因素相互交织。

因此，它并非独立的眼病。

视疲劳的分类：由于病因不同，视疲劳的类型也很多。视疲劳的病因主要归纳为以下几个方面：眼部因素、环境因素、精神心理和全身因素。

视觉相关视疲劳分为 4 种：①屈光性：因屈光不正未矫正致患者视物模糊，多表现为远视、散光及过度调节致睫状肌疲劳等症状；因屈光参差引起视网膜成像不等视；因屈光参差、近视或远视未矫正致调节与集合不协调。调节不足多见于老视，调节衰弱见于药物作用、中毒或睫状肌损伤等引起的睫状肌衰弱。②肌源性：因隐斜视、间歇性斜视的失代偿期及集合不足或融合无力等原因所致。③棱镜性：由于配镜不当，光学中心位置不准确而引起镜片的棱镜作用。④视力不良性：由于眼球震颤等器质性眼病引起的视力低下。

（2）隐斜视的定义、病因及分类

定义：指双眼有偏斜的倾向，但能够用融合能力代偿，维持眼位正位和正常的双眼单视。用人为的方法消除融合反射，分离双眼视觉后可检测出眼位偏斜。

病因：隐斜视主要由于注视远近所需要的相对集合超出了集合舒适区。①引起内隐斜视的原因为集合兴奋过强，主要为神经支配因素引起过强的集合神经冲动，维持双眼单视所用的集合超过实际需要，故形成了内隐斜视。解剖因素也起一定作用，如内直肌、节制韧带或肌止端位置异常，限制了内直肌的松弛。调节因素方面，如未经矫正的远视眼和已矫正的近视眼，可因过度使用调节而诱发过强的集合，造成内隐斜视或内斜视。心理因素方面，如高度神经质或神经系统不稳定、过度紧张的工作、伴有内分泌的功能失调等，均可能是引起内隐斜视的原因。②引起外隐斜视的原因主要为融合性集合、调节性集合等均不足。解剖因素如眶距过宽、外直肌节制韧带及肌间膜过强或有异常联系，也可引起外隐斜视。屈光调节因素如未经矫正的近视、由于少用调节而引起集合不足等，都是引起外隐斜视的原因。

分类：隐斜视包括水平隐斜视（内、外隐斜视），垂直隐斜视（上隐斜视）和旋转隐斜视（内旋、外旋隐斜视）。95%的正常人存在隐斜视。临床一般采用3种方法检查隐斜视：一般常用遮盖法来分离眼位，三棱镜加遮盖法和马氏杆加旋转三棱镜（隐斜计）法可以测量隐斜视的度数。

（3）内隐斜视与视疲劳（集合过度、分开不足症状及处理）

部分内隐斜视可表现为集合过度或分开不足。

1）集合过度临床表现

复视；眼部紧张感、疲劳感、牵拉感；晚上额部疼痛；聚焦过度感觉，视物远近均可出现模糊；希望能尽可能避免近距离工作；阅读时喜欢将书本放的很近；喜欢闭眼等。

查体可见：看近时内隐斜视大于看远；集合近点近，可直达鼻尖；AC/A值>7等。

2）分开不足临床表现

看远重影、模糊、头痛，驾驶障碍等。

查体可见：看远时内隐斜度数大于看近 8～10 棱镜度、AC/A 值≤3 等。

处理方案：①屈光矫正：对年龄＜40 岁的内隐斜视患者，合并远视、屈光参差或散光者，应充分矫正，使患者获得清晰而舒适的远视力；合并近视者，应配戴最低度数而又能获得清晰远视力的镜片。②视觉训练：训练远处分开能力，增加融合范围。③棱镜处方：运用三棱镜缓解，对非调节性内隐斜视，三棱镜底向外，矫正 1/3～1/2 内隐斜视度数，可缓解症状。④手术治疗：内隐斜视角度大，应用以上治疗方法失败或不能坚持者可以考虑手术治疗。

（4）外隐斜视与视疲劳（集合不足、分开过度症状及处理）

部分外隐斜视可表现为集合不足或分开过度。

1）集合不足临床表现

近距离阅读需求与实际用眼能力之间不协调；视近物时有重影、复视感、模糊、聚焦困难；阅读时自觉字体发生流动、跳动；眼部有牵拉、紧张感，眼球酸胀、眼周围疼；无法集中注意力，希望尽量避免近距离阅读；视疲劳症状问卷评分：儿童≥16 分，成人＞21 分。

查体可见：看近时外隐斜视大于看远4Δ（近眼位通常大于 6～8Δ 外隐斜）；集合近点变远，＞7 cm；AC/A 值≤3；正融像性储备减弱（≤15Δ）等。

2）分开过度临床表现

复视；广场恐怖症；不喜欢参加群体活动。

查体可见：看远时外隐斜视度数大于看近 10～15△；远处正融像性储备减弱；AC/A 值 >7 等。

处理方案：①屈光矫正：对年龄 <40 岁的内隐斜视患者，合并远视、屈光参差或散光者，应充分矫正，使患者获得清晰而舒适的远视力；合并近视者，应配戴最低度数而又能获得清晰远视力的镜片。②视觉训练：为首选治疗方案，可改善集合能力，增加融合范围。③附加镜片：可改善同时伴有调节不足的患者。④棱镜处方：对外隐斜视者，三棱镜底向内，度数范围为隐斜视度数的 1/3～1/2，使用能解除症状的最小度数，可用于中老年人及训练失败的患者，但不能增加集合功能。⑤手术治疗：外隐斜角度大，应用以上治疗方法失败或不能坚持者可以考虑手术治疗。

（5）垂直隐斜视与视疲劳

垂直隐斜视是由于双眼物像上下分离而引起，主要表现为视疲劳，在近距离工作时有头痛、眼痛等症状。患者视物不清，闭合一眼后，症状即可减轻。可伴有一定角度的代偿头位。上隐斜视的程度与其所产生的症状轻重程度并不成正比。

处理方案：一般用三棱镜矫正。度数 <10△ 的隐斜视，将总度数分配在双眼镜片上，上隐斜视用底向下三棱镜，下隐斜视用底向上三棱镜。应注意矫正看下方及近距离工作时的上隐斜视。如果上隐斜视度数 >10△，或患者不适应戴三棱镜，则可手术治疗。

43. 斜视与调节功能异常

（1）调节功能

视觉系统最重要的功能是能够看清不同距离的目标物，这主要是通过眼睛的调节功能实现的。调节功能是眼睛为了看清近距离的目标，通过睫状肌的收缩，使得悬韧带松弛，晶状体曲率增加，增强眼的总屈光力，使近距离目标物在视网膜上形成清晰的图像。这种为看清近处物体而改变眼的总屈光力的功能就是我们常说的眼的调节功能。

调节功能可通过调节幅度、调节灵敏度等指标来进行评估，调节功能的异常主要包括调节不足、调节过度及调节灵敏度不良。调节不足主要表现为调节幅度低于同年龄最小调节幅度正常值；调节过度主要表现为在需要放松调节的视觉行为时存在障碍，调节反应超过调节需求；调节灵敏度不良是指虽然调节幅度处于正常水平，但不能准确地进行调节放松和紧张。其实，无论何种调节功能异常，都可能会引起一定的视觉症状，如视疲劳、眼痛，甚至可能影响远近视力。

（2）内斜视与调节功能异常

内斜视可以分为共同性内斜视和非共同性内斜视，其中共同性内斜视又分为调节性内斜视、部分调节性内斜视及非调节性内斜视。从分类的名称中不难看出，调节功能与内斜视之间存在密切关系。对于调节性及部分调节性内斜视而言，内斜度会因调节力的多少而不同。

对于内斜视，尤其是屈光状态为远视的人群，应先行屈光矫正，如果在戴远视眼镜后斜视完全消失，就应根据其双眼视功能进行治疗。如果双眼视功能正常，定期复查验光及视功能状态即可。如果戴镜矫正 3~6 个月后仍存在部分内斜视，可以针对残余的眼位进行治疗。

（3）外斜视与调节功能异常

间歇性外斜视是一种介于外隐斜视和共同性外斜视之间的情况，在精神不集中、疲劳或长时间近距离阅读后转变成显性外斜视。对于这类人群，我们要尽早明确其是否存在屈光不正，如为近视，建议尽早矫正。这是由于近视较少使用调节，调节性集合减低，若近视屈光长期未矫正往往诱致外斜视。在屈光矫正一段时间之后可以再次评估视远及视近的斜视状态及视功能状态。

还有一类与调节功能关系密切的外斜视类型是间歇性外斜视合并调节性内斜视，此类患者具有间歇性外斜视和调节性内斜视的双重特点，表现为外斜视与内斜视并存于同一患者，视远时可表现为间歇性出现的外斜视，由于此类患者常合并中度远视，因此在调节视标下表现为调节性内斜视。针对这类人群，更需要关注其调节功能，如调节功能过强，应明确屈光不正度数，及时矫正，并根据眼位变化决定下一步治疗方案。

（4）隐斜视与调节功能异常

隐斜视是一种潜在的眼位偏斜，但能在融合功能控制下保持双眼单视的情况。双眼为了克服眼偏斜状态及使双眼视网膜物像融合所做的持续努力是引起不适症状的主要原因。因此，对于隐斜视是否出现不适症状不仅取决于斜度的大小、患者的内外环境条件（如自身融合功能储备能力）及调节功能都会产生影响。

未经矫正的中度远视、从事过多近距离工作的正视眼及早期老视眼，由于需要加强调节，带动更多的集合，所以有发展为内隐斜视的趋势。近视人群因为镜眼距的存在或者长期未矫正的原因，少用调节或不用调节，老视眼因调节力降低，调节带动的集合也降低，可能出现外隐斜视。而屈光参差患者如长期未矫正，也可能出现一只眼视近一只眼视远的状态，出现外隐斜视。

对于可能由调节功能异常引起的隐斜视，可以先处理调节问题。如调节过度引起的内隐斜视，可以配戴双光镜片、渐进镜片或抗疲劳镜片，通过看近附加正镜片，放松调节，从而减少由调节引起的集合增加，缓解内隐斜视的症状；如为调节不足引起的外隐斜视，也可以通过配戴足矫的框架或隐形眼镜，通过正常调动调节力，带动调节性集合，减小外隐斜视。此外，还可以通过调节功能训练，使调节能正常放松，使调节性集合与调节的比例恢复正常，改善隐斜视的症状。如经过上述治疗仍有症状的人群，亦可通过验配棱镜，改善视觉症状。

（李丽华　江洋琳　整理）

参考文献
References

[1] SHAABAN S, MACKINNON S, ANDREWS C, et al. Strabismus genetics research consortium. Genome-wide association study identifies a susceptibility locus for comitant esotropia and suggests a parent-of-origin effect. Invest Ophthalmol Vis Sci, 2018, 59: 4054 – 4064.

[2] PLOTNIKOV D, SHAH R L, RODRIGUES J N, et al. UK biobank eye and vision consortium. A commonly occurring genetic variant within the *NPLOC4-TSPAN10-PDE6G* gene cluster is associated with the risk of strabismus. Hum Genet, 2019, 138: 723 – 737.

[3] DEMER J L. Non-commutative, nonlinear, and non-analytic aspects of the ocular motor plant. Prog Brain Res, 2019, 248: 93 – 102.

[4] LUCAS C A, RHEE H, HOH J. Changes in myosin heavy chain isoforms along the length of orbital fibers in rabbit extraocular muscle. Invest Ophthalmol Vis Sci, 2018, 59(3): 1178 – 1190.

[5] LISI M, SOLOMON J A, MORGAN M J. Gain control of saccadic eye movements is probabilistic. Proc Natl Acad Sci USA, 2019, 116(32): 16137 – 16142.

[6] 中华医学会眼科学分会斜视与小儿眼科学组, 中国医师协会眼科医师分会斜视与小儿眼科学组. 中国婴幼儿视力评估专家共识（2023 年）. 中华眼科杂志, 2023, 59(10): 784 – 790.

[7] 中华医学会眼科学分会斜视与小儿眼科学组, 中国医师协会眼科医师分会斜视

与小儿眼科学组. 中国儿童弱视防治专家共识（2021 年）. 中华眼科杂志, 2021, 57(5): 336 - 340.

[8] WANG D, XIONG R, ZHANG J, et al. Effect of extracurricular after-school physical activities on academic performance of schoolchildren: a cluster randomized clinical trial. JAMA Pediatr, 2023, 177(11): 1141 - 1148.

[9] SPRUNGER D T, LAMBERT S R, HERCINOVIC A, et al. Esotropia and exotropia preferred practice pattern. Ophthalmology, 2023, 130(3): 179 - 221.

[10] VON NOORDEN G K, CAMPOS E C. Binocular vision and ocular motility: theory and management of strabismus. 6th ed. St Louis: Mosby, 2002.

[11] 赫雨时. 斜视. 天津: 天津教育出版社, 1982.

[12] American Academy of Ophthalmology. Basic and clinical science course section 6, pediatric ophthalmology and strabismus. San Francisco: American Academy of Ophthalmology, 2022.

[13] 郝瑞, 张伟. 眼外肌手术中眼心反射的研究进展. 中华眼科杂志, 2022, 58 (11): 975 - 978.

[14] 李月平, 陈红芮, 顾诗宇, 等. 先天性上斜肌麻痹的上斜肌 Guyton 增强牵拉试验和眼球旋转牵拉试验特征. 中华眼科杂志, 2023, 59(7): 535 - 541.

[15] 刘育榕, 李月平, 张伟, 等. 上直肌移位及其联合加强缝线术与垂直肌移位术治疗完全性展神经麻痹性斜视的临床效果观察. 中华眼科杂志, 2022, 58(9): 693 - 700.

[16] 丁娟, 李月平, 丛春霞, 等. 虹膜吲哚青绿血管造影观察不同斜视患者眼前节血液供应的特征. 中华眼科杂志, 2022, 58(7): 535 - 541.

[17] 张伟. 内、外直肌同时后退联合外直肌 Y 字形劈开手术治疗伴有明显上下射的眼球后退综合征. 中华眼科杂志, 2020, 56(3): 229 - 230.

[18] ELLUL M A, BENJAMIN L, SINGH B, et al. Neurological associations of COVID-19. Lancet Neurol, 2020, 19(9): 767 - 783.

[19] KOH J S, DE SILVA D A, QUEK A M L, et al. Neurology of COVID-19 in Singapore. J Neurol Sci, 2020, 418: 117118.

[20] ORDÁS C M, VILLACIEROS-ÁLVAREZ J, PASTOR-VIVAS A I, et al. Concurrent tonic pupil and trochlear nerve palsy in COVID-19. J Neurovirol, 2020, 26(6): 970-972.

[21] ORTIZ-SELLER A, MARTÍNEZ COSTA L, HERNÁNDEZ-PONS A, et al. Ophthalmic and neuro-ophthalmic manifestations of coronavirus disease 2019 (COVID-19). Ocul Immunol Inflamm, 2020, 28(8): 1285-1289.

[22] VANCLEEF K, JANSSENS E, PETRÉ Y, et al. Assessment tool for visual perception deficits in cerebral visual impairment: development and normative data of typically developing children. Dev Med Child Neurol, 2020, 62(1): 111-117.

[23] PINELES S L, AAKALU V K, HUTCHINSON A K, et al. Binocular treatment of amblyopia: a report by the American academy of ophthalmology. Ophthalmology, 2020, 127(2): 261-272.

[24] LEKSKUL A, CHOTKAJORNKIAT N, WUTHISIRI W, et al. Acute acquired comitant esotropia: etiology, clinical course, and management. Clin Ophthalmol, 2021, 15: 1567-1572.

[25] CHEN L, SUN L, XUE C, et al. Refractive errors and ocular findings in children and adolescents with mental disorders: a retrospective study. BMC Ophthalmol, 2023, 23(1): 4.

[26] TSAI C Y, SU C C, LIU Y L, et al. High risk for attention-deficit hyperactive disorder in children with strabismus: a nationwide cohort study from the National Health Insurance Research Database. Life (Basel), 2021, 11(11): 1139.

[27] CHOI D D, PARK K A, YANG M, et al. Association of mental disorders and strabismus among South Korean children and adolescents: a nationwide population-based study. Graefes Arch Clin Exp Ophthalmol, 2022, 260(4): 1353-1365.

[28] LEE Y H, REPKA M X, BORLIK M F, et al. Association of strabismus with mood disorders, schizophrenia, and anxiety disorders among children. JAMA Ophthalmol, 2022, 140(4): 373 − 381.

出版者后记
Postscript

科学技术文献出版社自 1973 年成立即开始出版医学图书，50 余年来，医学图书的内容和出版形式都发生了很大的变化，这些无一不与医学的发展和进步相关。《中国医学临床百家》从 2016 年策划至今，感谢 1000 余位权威专家对每本书、每个细节的精雕细琢，现已出版作品数百种。2018 年，丛书全面展开学科总主编制，由各个学科权威专家指导本学科相关出版工作，我们以饱满的热情迎来了《中国医学临床百家》丛书各个分卷的诞生，也期待着《中国医学临床百家》丛书的出版工作更加科学与规范。

近几年，中国的临床医学有了很大的发展，在国际医学领域也开始崭露头角。以首都医科大学附属北京天坛医院牵头的 CHANCE 研究成果改写美国脑血管病二级预防指南为标志，中国一批临床专家的科研成果正在走向世界。但是，这些权威临床专家的科研成果多数首先发表在国外期刊上，之后才在国内期刊、会议中展现。如果出版专著，又为多人合著，专家个人的观点和成果精华被稀释。为改变这种零落的展现方式，作为科技部主管、中国科学技术信息研究所主办的中央级综合性科技出版机构，我们有责任为中国的临床医师提供一个系统展示临床研究成果的舞台。为此，我们策划出版了这套高端医学专著——《中国医学临床百家》丛书。

"百家"既指临床各学科的权威专家，也取百家争鸣之义。

丛书中每一本书阐述一种疾病的最新研究成果和专家观点，按年度持续出版，强调医学知识的权威性和时效性，以期细致、连续、全面展示我国临床医学的发展历程。与其他医学专著相比，本丛书具有出版周期短、持续性强、主题突出、内容精练、阅读体验佳等特点。在图书出版的同时，同步通过万方数据库等互联网平台进入全国的医院，让各级临床医师和医学科研人员通过数据库检索到专家观点，并能迅速在临床实践中得以应用。

在与作者沟通过程中，他们对丛书出版的高度认可给了我们坚定的信心。北京协和医院邱贵兴院士说"这个项目是出版界的创新……项目持续开展下去，对促进中国临床学科的发展能起到很大作用"。我们感谢这么多临床专家积极参与本丛书的写作，他们在深夜里的奋笔，感动着我们，鼓舞着我们，这是对本丛书的巨大支持，也是对我们出版工作的肯定，我们由衷地感谢作者的支持与付出！

在传统媒体与新兴媒体相融合的今天，打造好这套在互联网时代出版与传播的高端医学专著，为临床科研成果的快速转化服务，为中国临床医学的创新和临床医师诊疗水平的提升服务，我们一直在努力！

科学技术文献出版社